Gerhard Jedicke

Sucht-Therapie mit Akupunktur

Gerhard Jedicke

Sucht-Therapie mit Akupunktur

Umfassende Therapieanleitung
Detailliertes Akupunkturkonzept
Medizinische Geräte
Rezepte

KLAUS FOITZICK VERLAG · MÜNCHEN

ISBN 3-929338-02-5

3. Auflage 1993 Klaus Foitzick Verlag, München
1. und 2. Auflage Selbstverlag Gerhard Jedicke
(alte ISBN 3-9801607-0-X)

Druck: Gerber + Bruckmann

Inhaltsverzeichnis

NEUN ZEHNTEL UNSERES GLÜCKS
BERUHEN ALLEIN AUF DER GESUNDHEIT.
MIT IHR WIRD ALLES EINE QUELLE DES GENUSSES!
HINGEGEN IST OHNE SIE KEIN ÄUSSERES GUT,
WELCHER ART ES AUCH SEI,
GENIESSBAR.

Schopenhauer
Aphorismen zur Lebensweisheit 2

Vorwort zur 3. Auflage

Das Auslaufen der 2. Auflage dieses Buches sollte für mich der Zeitpunkt sein, aus Altersgründen meine Verlagstätigkeit aufzugeben. So etwas ist leichter gedacht als getan, denn nach wie vor ist die Nachfrage nach diesem Lehrbuch groß.

In dieser Situation hat sich zu meiner besonderen Freude der Klaus Foitzick Verlag, München, bereit erklärt, mein Buch Sucht-Therapie mit Akupunktur in seinem Verlag weiter erscheinen zu lassen. Im „neuen Kleid“, verbesserten Druckverfahren, gründlich durchgesehen und ergänzt, liegt dieses Fachbuch nun wieder vor.

Bei den im Buch beschriebenen Medikamenten haben sich zwar durch das neue Arzneimittelgesetz einige Veränderungen ergeben, aber an der Problematik, die hier behandelt wird, hat sich kaum etwas verändert. Nach wie vor rafft der vorzeitige Tod durch den Tabakgenuß jährlich Abertausende Menschen dahin.

Es bleibt daher wichtig, unseren Patienten eine Methode der Suchtentwöhnung anbieten zu können, die erfahrungsgemäß effektiv und vor allen Dingen ungefährlich ist.

Bei dieser Gelegenheit ist es mir auch möglich, für die zahlreichen anerkennenden Schreiben und Telefonate, die ich immer wieder erhalte, zu danken. Sie sind mir reicher Lohn und Bestätigung für meine Arbeit. Auch deshalb bin ich sehr dankbar, daß mein Buch nun im Klaus Foitzick Verlag weiter erscheint.

Fischen/Allgäu, im Februar 1993

GERHARD JEDICKE

Vorwort zur 1. Auflage

„Das Rauchen macht dumm. Es macht unfähig zum Denken und Dichten. Es ist auch nur für Müßiggänger, für Menschen, die Langeweile haben, die ein Dritteil des Lebens verschlafen, ein Dritteil mit Essen, Trinken und anderen notwendigen oder überflüssigen Dingen hindudeln und alsdann nicht wissen, obgleich sie immer vita brevis sagen, was sie mit dem letzten Dritteil anfangen sollen.

Zum Rauchen gehört auch das Biertrinken, damit der erhitzte Gaumen wieder abgekühlt werde. Das Bier macht das Blut dick und verstärkt zugleich die Berauschung durch den narkotischen Tabaksdampf. So werden die Nerven abgestumpft und das Blut bis zur Stockung verdickt. Wenn es so fortgehen sollte, wie es den Anschein hat, so wird man nach zwei oder drei Menschenaltern schon sehen, was diese Bierbäuche und Schmauchlümmel aus Deutschland gemacht haben. An der Geistlosigkeit, Verkrüppelung und Armseligkeit unserer Literatur wird man es zuerst bemerken."

Diese Worte schrieb Johann Wolfgang von Goethe, der sich ja der Medizin auf besondere Weise verbunden fühlte, an Karl Ludwig von Knebel.

Das Problem, um das es in diesem Lehrbuch geht, ist also nicht neu. Es zeigt sich nur heute, im Hinblick auf bedrohlich zunehmende Umwelteinflüsse auf uns Menschen, in einem besonderen Lichte.

Jede Rauchwolke einer Zigarette, die unserer Atemluft entzogen werden kann, ist ein Stück „mehr Lebensqualität", die von unseren „paffenden" und „schmauchenden" Politikern so hoch gepriesen wird.

Wenn wir Gesundheit für unsere Mitmenschen wollen, so müssen wir sie ganz wollen!

Dabei ist bei nachdenklichen Erwachsenen noch eher einsichtiges Verhalten zu erwarten, als bei der Jugend. Gerade unsere jungen Menschen sollten aber als eigene „Zielgruppe" besonders angesprochen werden, denn auch hier gilt:

„Früh erkannt ist leicht geheilt!"

Ich verbreite keine Theorie, sondern interpretiere nur, was ich in meiner Praxis beobachten konnte. Es liegt mir daran, zu berichten, was ich an vielen Patienten erfolgreich durchgeführt habe.

Sicherlich wird sich meine Meinung manchmal nicht mit der „klassischen Lehre" decken und mir hie und da Kritik einbringen. Die große Zahl entwöhnter Raucher allein macht mir jedoch Mut, auf diesem Wege weiterzugehen. Aber: Niemand ist so perfekt, daß er nicht für jede Anregung und positive Kritik höchst dankbar sein sollte.

Bedanken möchte ich mich auch bei meinen Freunden, die mir mit Rat und kritischer Durchsicht bei der Abfassung dieses Buches behilflich waren.

Oberthulba, im Oktober 1976

GERHARD JEDICKE

1. Teil
Grundlagen der Sucht-Therapie

Einleitung

Leider muß man bekennen, die Faszination des „Blauen Dunstes“ ist noch immer ungebrochen.

Im Gegenteil kann man feststellen, daß sich die Zahl der Raucher in steter Folge von ca. 16 Millionen Bundesbürgern 1975 auf ca. 17,3 Millionen im Jahre 1980 und bis heute gar auf etwa 18 Millionen Bundesbürger erhöht hat. Dabei bleibt die Tendenz steigend. Gutgemeinte Appelle, Verbote und andere Maßnahmen nützen wenig.

In jüngster Zeit erweist sich dies besonders in Frankreich, wo man das strengste Rauchverbot in Europa erlassen hat und... kein Mensch hält sich daran.

Im Zeitalter bedrohlichster Luftverschmutzung und Smog mit all den negativen Folgen für unsere Gesundheit wie Atemwegserkrankungen, Allergien, Herz- und Kreislaufbeschwerden stimmt es doch sehr bedenklich, wenn z. B. von der WHO das Passivrauchen schädlicher denn alle Luftverschmutzungen insgesamt angesehen wird.

Rauchen ist absolut gesundheitsschädlich, und ich meine, daß nur durch gezielte Aufklärung, die schon in den Volksschulen beginnen sollte, langsam aber sicher ein Umdenken in Gang gesetzt werden kann. Jungen Menschen kann man mit Verboten oder Hinweis auf Krankheit und Tod nicht imponieren. Man muß ihnen neue Ziele, Leitbilder und Motivationen vermitteln.

Die Beobachtung, daß Herzinfarkt und arterielle Verschlußkrankheit gehäuft bei Rauchern auftreten, ist ebenfalls schon sehr alt. Der volkstümliche Ausdruck „Raucherbein“ impliziert die Rolle des Zigarettenrauchens.

Sorge macht auch, daß sich der Anteil der rauchenden Frauen am jährlichen Zigarettenkonsum von ca. 150 Milliarden Stück allein in den alten Bundesländern ständig erhöht. Nach der Statistik gibt es heute schon fast mehr rauchende Frauen als Männer. In manchen Familien sieht es bereits so aus, daß sich Väter und Söhne das Rauchen abgewöhnt haben, Mütter und Töchter aber weiter am Glimmstengel hängen. Dabei liegen aber, wie wir später noch sehen werden, die Toleranzgrenzen für Genußmitteltoxine bei Frauen ganz erheblich niedriger als bei Männern.

Schon 1975 hatte die WHO in einer Broschüre festgestellt, daß durch keine andere Einzelmaßnahme mehr Menschenleben gerettet und mehr Krankheiten verhütet werden könnten als durch eine spürbare Senkung des Zigarettenkonsums. Nichtrauchen ist als normales Sozialverhalten anzusehen. Entsprechend müssen alle Maßnahmen gefördert werden, die diesem Ziel dienen können.

Die betrüblichste Feststellung in diesem Zusammenhang ist aber wohl die, daß trotz fortwährender Appelle in allen Medien und intensiver Aufklärung viele Ärzte und Heilpraktiker die Bedeutung des Rauchens für die Volksgesundheit in ihrer vollen Tragweite nicht erkennen wollen. Eine Zwanzig-Jahre-Analyse bei britischen Ärzten hat ergeben, daß der Rauchertod auch vor Ärzten und Heilpraktikern nicht haltmacht. Die Zahl der Herzinfarkte vor dem 45. Lebensjahr war bei rauchenden Ärzten fünfzehnmal höher als bei den nichtrauchenden Kollegen. Die Sterblichkeitsrate vor dem 70. Lebensjahr stieg um das Doppelte.

Angehörige aller Gesundheitsberufe sollten daher nicht nur in ihrem eigenen Interesse auf Zigaretten verzichten, sie haben auch die Funktion eines Leitbildes gegenüber ihren Patienten. In keiner Anamnese sollte daher die Frage „Rauchen Sie?" fehlen. Bedenken sollte man auch, daß nach einer „Worldwatch-Studie" das Rauchen weltweit jährlich für den Tod von bis zu 2,5 Millionen Menschen verantwortlich ist. Rauchen tötet also weltweit mehr Menschen als der Hunger!

Es soll natürlich nicht der Eindruck entstehen, als wollten wir uns hier nur mit dem Problem des Rauchens beschäftigen. Suchtproblem Nr. 1 ist und bleibt der

Alkohol.

Auch hier ergibt sich ein fataler Anstieg des Frauen-Alkoholismus. Betrug das Verhältnis alkoholkranker Männer zu Frauen 1960 noch 12:1, so steht es heute fast pari, nämlich 1:1. Im Kapitel über den Alkoholismus werden wir uns damit noch näher zu befassen haben.

Schließlich wird in diesem Buch auch die Fettsucht (Adipositas), ihre Entstehung und die Behandlungsmöglichkeit, besprochen. 50% aller Bundesbürger sind zu dick. Mit der Fettleibigkeit geht natürlich auch eine große Zahl der Zivilisations- oder Wohlstandserkrankungen einher, die uns heute in unseren Praxen so sehr beschäftigen. Mit der Reduzierung des Gewichtes, verbunden mit einer Umstellung auf vernünftige Ernährung, kann man sehr oft Heilungen erreichen, die für den Betroffenen an Wunder grenzen.

Um es aber gleich vorweg zu sagen, auch in der Sucht-Therapie sind keine Wunder zu erwarten. Geduld, Hinwendung zum Patienten und persönliches Engagement sind gefragt. Es ist bestimmt nicht damit getan, einige Nadeln nach Rezept im Ohr und am Körper zu setzen.

Schließlich sind wir aber mit der vom Verfasser in langjährigen Studien erarbeiteten Methode in der Lage, mit einer einzigen Akupunkturbehandlung z. B. das Rauchverlangen zu stoppen. Voraussetzung ist selbstverständlich eine genaue Kenntnis der Materie, wozu dieses Buch dienen soll.

Rauchen – Genuß ohne Reue?

Tatsächlich ist das Rauchen die häufigste Krankheits- und Todesursache. In einer Stellungnahme der Bundesregierung wird die Zahl der jährlichen Todesfälle durch Rauchen offiziell auf 140000 geschätzt. Das Bundesgesundheitsministerium hat schon 1979 darauf hingewiesen, daß ca. 40% aller Krebserkrankungen bei Männern durch Nichtrauchen vermieden werden könnten. Herz- und Kreislauferkrankungen stehen in der Rangfolge der Schädigungen durch Rauchen an erster Stelle. Dazu kommen jährlich ca. 15000 bis 20000 amputierte Raucherbeine, und man rechnet im gleichen Zeitraum mit etwa 40000 bis 50000 Neuerkrankungen an Lungen- und Kehlkopfkrebs.

Unvorstellbare Milliardenbeträge werden pro Jahr verraucht und als blauer Dunst in die Atemluft der Mitmenschen geblasen. Rechnet man dazu noch die Ausgaben für Alkohol, auf die wir später noch zu sprechen kommen, so macht dieser Betrag etwa zwischen 7 und 9% des gesamten Volkseinkommens aus.

In einem Beitrag für die Zeitschrift „Gesichertes Leben", Ausgabe Schwaben, November/Dezember 1976, macht ein Arzt folgende interessante Rechnung auf: „Die Tabakkosten betragen bei einem Raucher, der täglich 20 Zigaretten raucht, vom 20. bis zum 60. Lebensjahr, also in 40 Jahren, allerdings ohne Zinsen und Zinseszinsen, ca. DM 35000." Das wäre in etwa der Gegenwert von 2 Autos der gehobenen Mittelklasse, eines schönen Urlaubs alle 1 bis 2 Jahre mit der ganzen Familie oder eines Bauplatzes.

Dieses Beispiel mag 1976 noch Gültigkeit gehabt haben. Heute würde eine ähnliche Rechnung so aussehen: Ein Raucher, der täglich 1 Schachtel Zigaretten raucht, gibt im Jahr dafür ca. DM 1500 aus. Diese Summe auf einen Ratensparvertrag mit 7% Verzinsung angelegt, würde nach 30 Jahren den Betrag von DM 150000 ergeben. Ein kleines Vermögen also!

Nun tragen Raucher aber nicht nur zur eigenen Frühinvalidität und zum eigenen Frühtod bei, sie schädigen indirekt auch ihre Mitmenschen, denn Millionen Nichtraucher müssen in Familie, Betrieben, Kantinen und Gaststätten tagtäglich gegen ihren Willen Nikotinschwaden und mit Kohlenmonoxid angereicherte Luft inhalieren. Es konnte inzwischen durch zahlreiche epidemiologische Untersuchungen einwandfrei erhärtet werden, daß auch das Passivrauchen als in hohem Maße gesundheitsschädlich angesehen werden muß. Als sehr wahrscheinlich gilt, daß Passivrauchen Lungenkrebs hervorrufen kann und das Risiko für andere Krebs- und Herzerkrankungen erhöht. Besonders gefährdet sind Patienten, die zu Angina pectoris neigen, Kinder, Frauen in der Schwangerschaft, Asthmakranke und Personen mit Kreislaufbeschwerden und Allergien.

Zigarettentabak enthält durchschnittlich etwa 1,5% (0,7–3%) Nikotin. Der Rauch einer gewöhnlichen Zigarette enthält etwa 6–8 mg Nikotin. Bei einer Zigarre schwankt der Nikotingehalt zwischen 15 und 40 mg! Bei der Inhalation werden ca. 90% des Nikotins vom Organismus aufgenommen, während beim Einpaffen ohne Inhalation immer noch 25 bis 50% über die Schleimhäute in den Organismus gelangen. Es ist also eine reine Schutzbehauptung, daß Zigarrenraucher gesünder rauchen würden.

Jeder Zug an der Zigarette oder Zigarre belastet den Körper ganz erheblich, weil der Tabakrauch neben Nikotin und Teerstoffen noch an die 1000 weitere chemische Substanzen wie z. B. Stickoxide, radioaktives Polonium, Arsen, Blausäure und Ammoniak enthält. Von den vorgenannten chemischen Substanzen des Tabakrauches sollen nach neuesten Erkenntnissen 27 hochgiftig und 8 krebserregend sein.

Nikotin führt je nach Dosis zu einer Zunahme der Pulsfrequenz, des Blutdrucks, der Pulswellengeschwindigkeit und der Durchblutung der glatten Muskulatur. Im Bereich der Hautgefäße wird jedoch die Durchblutung deutlich gemindert. Es wird angenommen, daß diese Wirkungen im wesentlichen auf einer Aktivierung des Sympathikus beruhen, da nach dem Zigarettenrauchen sowohl die Katecholaminausscheidung im Urin als auch die Katecholamine im Serum ansteigen. Diese Reaktionen führen zu einer „Luxusbelastung" des Organismus.

Weiter wird mit dem Anstieg der Katecholamine eine vermehrte Freisetzung freier Fettsäuren in Zusammenhang gebracht, die eine potentielle Auslösung von Extrasystolen bewirken sollen. Dies kann zu Kammerflimmern, das heißt zum plötzlichen Herztod führen. Auch der Blutzucker steigt durch die Katecholaminerhöhung an. Darüber hinaus aktiviert Nikotin über den Hypothalamus die Hypophyse, und die Nebennierenrinde reagiert mit einer Cortisolausschüttung. Schließlich kommt es zu einem Anstieg des Vasopressin.

Neben dem Nikotin werden aber nicht unbeträchtliche Mengen an Kohlenmonoxid eingeatmet. Kohlenmonoxid ist eine ganz wichtige Substanz mit einem chronisch schädigenden Effekt auf das cardiovaskuläre System. Mit dem Inhalieren des Zigarettenrauches nimmt der Gehalt von COHb im Blut zu einem Anteil von drei bis zehn Prozent zu. Dies führt zu einer Verminderung des für den Sauerstoff zur Verfügung stehenden Hämoglobins und zusätzlich zu einer Linksverschiebung der Sauerstoffdissoziationskurve, so daß den Geweben weniger Sauerstoff angeboten wird. Angesichts der „Luxusreaktion", die Nikotin hervorruft, verschlechtert sich für den Organismus zusätzlich das Sauerstoffangebot. Bei eingeschränkter Koronarreserve nimmt die Belastbarkeit des Organismus mit Sicherheit ab. Auch das Rauchen von sog. nikotinfreien oder nikotinarmen Zigaretten zeigt eine Abnahme der Belastbarkeit, wahrscheinlich als Folge des verminderten Sauerstofftransports durch COHb.

Bezeichnenderweise bleibt jedoch das Kohlenmonoxid in der „Gefährlichkeitsskala" des Zigarettenrauchs meist unberücksichtigt.

In meiner Praxis konnten mit OZON/SAUERSTOFF-Behandlungen im Anschluß an die Raucherentwöhnung oft beachtliche Erfolge erzielt werden, und bereits gesetzte Schädigungen im Gefäßsystem bildeten sich relativ schnell zurück.

Nikotin- und Kohlenmonoxidschäden bei jungen Menschen sind heute keine Seltenheit mehr, denn nach statistischen Angaben hat heute bereits jeder vierte 8- bis 9jährige Schüler geraucht. Und bedauerlicherweise sind auch hier wieder die Mädchen in der Überzahl. Die Zahl der Herzinfarkte bei Jugendlichen, vermutlich als Folge des Rauchens, nehmen immer noch zu. In Erkenntnis dieser betrüblichen Tatsache sind zumindest in den meisten Schulen und Lehranstalten die unseligen „Raucherzimmer" und „Raucherecken" auf den Schulhöfen zum Teil abgeschafft worden. Leider muß man jedoch betonen „Nur zum Teil"! Man kann gar nicht oft genug darauf hinweisen, daß sich der junge Mensch bis zu seinem 18. bis 20. Lebensjahr noch in der Entwicklung befindet und sich in dieser Phase Schäden an Lunge und Gefäßsystem besonders gravierend auswirken.

Besonders bei jugendlichen Rauchern fallen die massiven, psychologisch sehr durchdachten, alle möglichen „Freiheiten" verheißenden und oft mit den Gesetzen fast nicht mehr zu vereinbarenden Werbekampagnen der Zigarettenhersteller auf fruchtbaren Boden. Wer möchte nicht gerne „frei" sein, wobei mir scheint, daß das Wort „Freiheit" heutzutage oft ganz erheblich zweckentfremdet strapaziert wird. Das Verbot der Tabakwerbung im Fernsehen hat daran nicht viel geändert. Die Tabakindustrie investiert laufend höhere Beträge, die sich pro Jahr zwischen 100 und 200 Millionen bewegen, in die Werbung. In letzter Zeit konnte man einige beachtliche Initiativen der ehemaligen Bundesgesundheitsministerin Frau Prof. Rita Süßmuth registrieren. Nur habe ich den Eindruck, daß sie in ihrem löblichen Beginnen vom übrigen Kabinett ziemlich allein gelassen wurde. Die nachfolgenden Minister ließen bisher jede Initiative in diese Richtung vermissen.

Fahren wir jedoch in unserer wissenschaftlichen Betrachtung dieses Problems fort: In einer ärztlichen Studie über die chronische Bronchitis heißt es wörtlich: „Die Ursache der Erkrankung wird hauptsächlich in den neuen Lebensverhältnissen gesehen, die die heutige Zivilisation durch die schnelle Ausbreitung der Industrialisierung mit sich gebracht hat. Diese Kranken finden wir bevorzugt in Industrieballungsgebieten und in Städten mit dichter Bevölkerung. Eine noch bedeutendere Ursache ist dagegen das Inhalieren von Tabakrauch, das zu ¾ als Ursache einer Bronchitis anzusehen ist."

Zufolge dieser Studie fielen im Jahre 1964 bei den Pflichtmitgliedern der Ortskrankenkassen in der Bundesrepublik allein durch Krankheiten der Atmungsorgane mehr als 26 Millionen Arbeitsunfähigkeitstage an. Wenn davon, wie bereits erwähnt, ¾ der Ausfalltage auf Erkrankungen durch das Rauchen zurückzuführen sind, so muß es doch jeden vernünftigen Menschen nachdenklich stimmen, welch unermeßlicher wirtschaftlicher Schaden dem Volksvermögen durch den „Blauen Dunst" jährlich zugefügt wird.

In meinem Referat „Die inhalative Allergologie" (gehalten auf der Herbsttagung 1986 des Fachverbands Deutscher Heilpraktiker, Landesverband Bayern in München) konnte ich folgendes ausführen: „Das fortwährend irritierte Bronchialsystem kann selbstverständlich zum manifesten Asthma bronchiale ausufern, und dies muß beim Kinderasthma ganz besonders kritisch gesehen werden. Solche Irritationen hängen in besonderer Weise mit den exogenen Noxen zusammen. Zu den exogenen Noxen zählt neben der Luftverschmutzung durch hohe SO_2 und NO_2-Emissionen an allererster Stelle das Passivrauchen. Kinder rauchender Eltern erkranken um ein Vielfaches häufiger an Asthma und Allergien als Kinder von Eltern, die Nichtraucher sind.

Der Blaue Dunst macht den Kindern das Leben zur Hölle. Die Nachkommen rauchender Mütter haben lange an der „Negativhypothek" zu leiden, die sie mit auf den Weg bekommen, wobei nicht nur die Atemwegserkrankungen und Allergien, sondern häufig auch Mißbildungen, nervöse Störungen, Konzentrationsschwierigkeiten und Lernstörungen in der Schule nachgewiesen wurden. Nach einer Studie japanischer Ärzte trifft diese Negativliste aber auch auf Kinder rauchender Väter zu. Beim Pseudo-Krupp, einer immer häufiger in Erscheinung tretenden Erkrankung, sollte man, ehe es zu einer Fehldiagnose kommt, immer erst nach den Rauchgewohnheiten der Eltern fragen.

Die jährlich zu beklagenden Opfer des Straßenverkehrs, die in ihrer Gesamtzahl jedoch nur einen Bruchteil der Suchttoten ausmachen, rufen ganze Hilfsorganisationen auf den Plan. Der Staat erläßt umfangreiche Gesetze und Verordnungen, stellt mit Recht große Summen zur Verhütung von Verkehrsunfällen zur Verfügung und verhält sich hier – alles in allem – vorbildlich in der Erhaltung von Gesundheit und Leben.

Ganz anders sieht es mit den Opfern von Tabak und anderen Suchtmitteln, wie Alkohol und Drogen, aus. Hier muß man staatliche Initiative mit der Lupe suchen. Liegt es vielleicht daran, daß aus den Süchten unserer Mitbürger dem Staat jährlich riesige Milliardenbeträge an Steuern zufließen? Wer schlachtet schon die Kuh, die er melken möchte! Im Jahr 1987 betrugen die Tabaksteuereinnahmen des Bundes über 14 Milliarden DM.

Der mit einer Sucht behaftete Mensch kennt zumeist alle Argumente, die gegen sein Leiden angeführt werden. Er weiß recht gut, daß Rauchen und Trinken, die sich oft auch noch gegenseitig bedingen, für seine Gesundheit schädlich sind, er sich damit das Leben verkürzt, Leistungsminderung und Krankheit hinnehmen muß, sein Geld nutzlos in die Luft bläst oder durch die Gurgel jagt und daß es letzten Endes eine törichte Angewohnheit ist. Jeder weiß um die drohenden Gesundheitsschäden, aber niemand will sie wahrhaben.

Da werden in bekannten deutschen Heilbädern Nichtraucherkongresse abgehalten, Verbrauchergemeinschaften befassen sich mit diesem Thema, Bücher für Laien werden darüber geschrieben und ungezählte wissenschaftliche Veröffentlichungen weisen auf die Gefährlichkeit der Suchtgifte, vor allen Dingen aber des Rauchens hin. Auf einem Ärztekongreß setzte man sich jüngst sogar dafür ein, daß Raucher höhere Kassenbeiträge und Arzthonorare zahlen sollten, wenn es sich um ein Leiden handelt, das durch die Sucht verursacht oder verschlimmert wurde.

Dabei ist das Problem durchaus nicht neu. Auch schon in früheren Jahren wandten sich besorgte Ärzte und Heilkundige gegen die Gefahren des Zigarettenrauchens. Prof. FERDINAND HOFF sagt in seinem Buch „Behandlung innerer Krankheiten“, das 1954 bereits in der 5. Auflage erschien, wörtlich: „Auch halte ich in jedem Fall von Coronarinsuffizienz ein völliges Tabakverbot für notwendig. Es besteht meines Erachtens kein Zweifel, daß der Tabakgenuß bei dazu disponierten Personen die Coronarien in höchstem Maße schädigt und daß allein der Verzicht auf das Rauchen eine Coronarinsuffizienz bessern kann.“ Auch HOFF bestätigt damit, daß der Tabak ein schweres Gefäßgift ist.

Nikotin ist in seiner Giftigkeit zu vergleichen mit Zyankali! Allein ein einziger Tropfen reines Nikotin führt zum Tode. Der Grund für seine relativ normale Verträglichkeit ist der rasche Abbau der relativ geringen Menge Nikotin im Organismus und bei längerem Rauchen die eintretende Gewöhnung an das Gift.

Auch aus Amerika liegen eingehende Untersuchungen über die Schädlichkeit des Tabakgenusses vor. So ist eindeutig geklärt, daß eine positive Beziehung zwischen der Häufigkeit von Lungenkrebs und dem Zigarettenrauch besteht. Amerikanische Wissenschaftler haben erkannt, daß ca. 11 Zigarettenraucher an Lungenkrebs sterben, im Vergleich zu einem Nichtraucher, der an derselben Krebserkrankung sterben kann. Gefahren des chronischen Rauchgenusses liegen weiterhin in schweren pulmonalen Veränderungen, Magen-Darm-Erkrankungen bis hin zum Ulcus ventriculi et duodeni und Schäden im Herz-Kreislauf-System. So ist Zigarettenrauchen als ernster Risikofaktor für die Entstehung des Herzinfarkts anzusehen.

In einer umfangreichen Untersuchung über die Entstehung obliterierender Angiopathien haben die Professoren MARSCHALL und HESS bei Versuchen an Handfort-Miniaturschweinen festgestellt, daß der Thrombozyt eine Schlüsselfigur in der Entstehung dieser Erkrankung darstellt. Die Miniaturschweine, die sich als überlegene Versuchstiere zum Studium der Arteriosklerose erwiesen haben (die Versuche fanden vor ca. 25 Jahren statt), wurden dabei einer Carboxy-Hämoglobin-Konzentration von rd. 5% ausgesetzt, wie sie auch bei mittelstarken

Rauchern nachzuweisen ist. In allen Fällen konnten Thrombozyten-Auflagerungen auf dem Endothel der Arteria Karotis, A. Femoralis und A. Interventricularis festgestellt werden.

Eine der frühesten Erscheinungen ist die Adhäsivität von Thrombozyten an der Gefäßwand. Tierexperimentell konnte bereits nach 5 Stunden Inhalation von Zigarettenrauch eine Haftung von Thrombozyten an der Gefäßwand mit dem Raster-Elektronenmikroskop nachgewiesen werden. Bei intaktem Gefäßendothel kommt es dagegen nie zu einer Anlagerung von Plättchen. Der COHb-Spiegel steigt dabei von 0,5 auf 5% an. Dies entspricht den Werten eines mittelstarken Rauchers, während starke Raucher COHb-Spiegel von 10–15% erreichen. Nach HESS, München, besteht keinerlei Zweifel mehr daran, daß inhalierendes Rauchen den wichtigsten Risikofaktor für das Auftreten peripherer Verschlußkrankheiten darstellt.

Bei Männern mit peripheren Verschlußkrankheiten findet sich in 99% der Risikofaktor Rauchen. Bei Frauen waren es 1976 bereits 50%. Diese Zahl dürfte heute höher liegen. Erschwerend fällt dabei, besonders bei Frauen, die Kombination von Risikofaktoren ins Gewicht. Dies trifft vor allen Dingen für die Kombination Zigarettenrauchen und Einnahme von Ovulationshemmern zu. Gerade die Ovulationshemmer werden heute sehr großzügig verschrieben. Ich habe kaum einmal feststellen können, daß man die Frauen auf das Risiko, das sie dabei eingehen, hingewiesen hatte.

Aber auch Kaffeegenuß kumuliert das Risiko. Die Beziehungen zwischen Kaffeegenuß und arteriellen Gefäßerkrankungen sind in letzter Zeit durch große epidemiologische Studien in den Blickpunkt öffentlichen Interesses gerückt. Amerikanische Wissenschaftler haben festgestellt, daß bei einem täglichen Genuß von mehr als 6 Tassen Kaffee eine signifikante Zunahme von Herzinfarkt beobachtet werden konnte. Wir müssen unbedingt daran denken, daß viele starke Kaffeetrinker auch sehr starke Raucher sind. Bei Managertypen, die in relativ jungen Jahren vom Herzinfarkt dahingerafft wurden, findet man zu über 90% beide Risikofaktoren vertreten.

Wenn Prof. HOFF sagt, daß allein der Verzicht auf das Rauchen „eine Coronarinsuffizienz bessern kann“, so steht Prof. HESS auf dem Standpunkt, daß auch eine obliterierende Angiopathie, die durch Zigarettenrauchen verursacht wurde, nach Aufhören des Rauchens zum Stillstand kommt, sich nicht weiterentwickelt, sondern sogar in ihrer hämodynamischen Bedeutung wesentlich vermindert wird. Zahlreiche klinische Beobachtungen mit angiographischen Kontrollen über viele Jahre haben hierfür eindeutige Beweise erbracht.

Die oben erwähnten klinischen Feststellungen haben sich in der Praxis des Verfassers immer wieder und an unzähligen Patienten nachweisen lassen. Der Suchttherapeut befindet sich also auf einem soliden Fundament, wenn er seinen Patienten mit Raucherbein oder Coronarinsuffizienz nach erfolgreicher Behandlung Besserung verspricht.

Das Lungen- und Kehlkopfkarzinom ist selbstverständlich ein chirurgisches Problem. Hier können wir uns lediglich in die Nachsorge einschalten.

Suchttherapeuten erfüllen demnach nicht nur einen Dienst am Menschen, zu dem wir ohnehin aufgerufen sind, sondern auch eine in hohem Maße volkswirtschaftliche Aufgabe.

Doch geben wir uns zunächst einmal nicht zu großen Hoffnungen hin. Obwohl in der Bundesrepublik Deutschland eine wahre Gesundheitshysterie ausgebrochen ist, was man täglich in den Dutzenden Boulevardblättern feststellen kann, steigen die Umsatzzahlen für Zigaretten und andere Suchtmittel immer noch an. Der „Herdentrieb zum Selbstmord auf Raten“ läßt sich kaum bremsen.

Suchttherapeuten müssen daher nicht nur gute Behandler oder Akupunkteure, sondern vor allen Dingen zunächst einmal gute Psychotherapeuten sein. Nur der gründlich überzeugte Patient wird bereit sein, bei der Entwöhnung mitzuwirken, und – dies sei einmal ganz deutlich ausgesprochen – ohne Mitwirkung des Patienten geht gar nichts! Ein

Behandler, Arzt oder Heilpraktiker, der selbst täglich 20 bis 40 Zigaretten raucht, kann wohl von seinen Patienten kaum erwarten, daß sie sich das Rauchen abgewöhnen sollen. Hier fehlt ganz einfach die Vorbildfunktion und damit die Möglichkeit, den Patienten zu motivieren.

Die Persönlichkeit des Therapeuten ist eminent mitentscheidend für den Erfolg der Therapie. Deshalb sollte man bei Mißerfolgen – und da meine ich nicht nur die Sucht-Therapie – zunächst einmal fragen, was man selbst falsch gemacht hat. Mitunter entscheidet ein einziges Wort, eine unbedacht hingeworfene Bemerkung oder unser persönliches Verhalten über Erfolg und Mißerfolg der Behandlung.

Zur psychologischen Vorbereitung des Patienten gehört zunächst einmal eine gründliche Diagnose. Irisdiagnostiker werden besonderes Augenmerk auf die Bereiche Bronchi, Cor, Pulmo, Crus, Hepar und Ren zu legen haben. Behandlern, die möglicherweise noch am Anfang ihrer beruflichen Laufbahn stehen oder sich mit der Irisdiagnostik noch nicht perfekt auskennen, empfehle ich das Büchlein „Ophtalmotrope Phänomenologie" von GÜNTHER JAROSZYK. Kurz und prägnant wird darin das Wichtigste, was man als Irisdiagnostiker wissen muß, beschrieben.

Als Besonderheit aber sind diesem Buch 4 Tabellen mit der Iristopographie und den Iriskonstitutionen beigefügt, wobei JAROSZYK auch besonders auf den Altmeister der Konstitutionslehre, JOACHIM BROY, eingeht. Praktisch, handlich in Klarsichtverpackung hat man diese Tabellen am Betrachtungsgerät liegen und kann sich im Zweifel schnell und gründlich informieren. Auch mir als altem, erfahrenen Augendiagnostiker haben diese Tabellen immer wieder gute Dienste geleistet.*

Übrigens war es GÜNTHER JAROSZYK, der Begründer des (ehemaligen) Colloquium internationale der ophtalmotropen Phänomenologie,

---

* Verlag „Medizin-Verlag Ella Jaroszyk, Postfach 1207, W-6336 Solms/Lahn

der es unternahm, durch eine leichtverständliche Topographie die anatomischen und physiologischen Grundlagen dieser diagnostischen Methode zu sichern (BROY). Für Lernende, Fortgeschrittene und Meister ihres Faches gleichermaßen wichtig ist das lange Zeit vergriffene Buch „Die Konstitution“ von JOACHIM BROY; kürzlich in einer total veränderten und erweiterten Auflage wieder erschienen. Es liegt mir am Herzen, dieses Buch, dem ich selbst so viel verdanke, meinen Lesern zu empfehlen.*

Oft findet man bei Rauchern nasale Abflachungen der Pupillen. Das läßt meist auf Luftmangel schließen. Bei den kaum zu zählenden Behandlungen zur Raucherentwöhnung, die ich in meiner Praxis durchgeführt habe, konnte ich immer wieder feststellen, daß sich das Auge des Rauchers durch einen ganz leicht gelblich/bräunlichen Film auf der sonst weißen Sklera erkennen läßt. Man braucht dazu allerdings ein sehr sensibles Farbempfinden und auch ein bißchen Erfahrung.

Auf diese Weise konnte ich aber oft Raucher entlarven, die sich wegen anderer Krankheiten in meine Behandlung begeben hatten, das Rauchen aber verschweigen wollten. Durch einen Tag Abstinenz, Pfefferminze und Mundwasser läßt sich der typische Geruch wohl kaschieren, das Auge jedoch kann man nicht betrügen.

Inwieweit andere Augendiagnostiker diese Erfahrung ebenfalls machen konnten, ist mir nicht bekannt. Ich stelle dies jedoch hiermit zur Diskussion.

Bei der Augenbetrachtung bietet sich eine hervorragende Gelegenheit, dem Raucher die bereits gesetzten Schäden klarzumachen. Selbstverständlich muß man auch hier behutsam vorgehen, aber an Eindringlichkeit darf es nicht fehlen. Ich halte überhaupt nichts von der „Angstmacherei“ während der Augenbetrachtung. Das machen für meine Begriffe nur Wichtigtuer. **Sie** haben das nicht nötig!

---

* Klaus Foitzick Verlag, Hildebrandstraße 9, 8000 München 19

Eine sehr sorgfältige körperliche Untersuchung sollte ebenfalls obligatorisch sein, obwohl Raucher oft nicht verstehen wollen, warum dies so dringend nötig ist. Nach ihrer Meinung fehlt ihnen ja nichts. Wir sollten aber auf alle Fälle über Lungen, Herz- und Kreislauffunktion des Rauchers umfassend informiert sein. Dies dient auch unserer eigenen Sicherheit, um in Notfällen gerüstet zu sein.

Nun noch ein Wort zum Raucherhusten: Der Raucherhusten ist vielmals nicht so harmlos, wie er vom Raucher selbst gerne hingestellt wird. Im Gegenteil muß er sehr oft als letztes Alarmzeichen der Lungen für das „Carcinoma in situ“ angesehen werden. Einige traurige Beispiele, die ich in meiner Praxis selbst miterleben konnte, bestätigen dies.

Andererseits habe ich aber auch feststellen können, daß in vielen Fällen bereits 14 Tage nach der Entwöhnungsbehandlung der Raucherhusten völlig verschwunden war. Selbstverständlich ist damit der Raucher noch nicht aus der „Gefahrenzone“ heraus. Es dauert 6 bis 7 Jahre (nach amerikanischen Untersuchungen sogar 8 Jahre), bis ein entwöhnter Raucher dasselbe Gesundheitsrisiko oder gleiche Lebenserwartungen wie ein Nichtraucher hat.

ABER: CAVE auch der entwöhnte Raucher bleibt immer ein Raucher. Ein einziger Zug an der Zigarette kann den erzielten Erfolg zunichte machen. Und wir wissen auch, daß Rückfälle oft gefährlicher sind als die ursprüngliche Erkrankung. Raucher kommen dann sehr oft auf die doppelte Menge ihres früheren Zigarettenkonsums.

Die psychische Beeinflussung des Rauchers und künftigen Nichtrauchers muß bereits im Wartezimmer beginnen. Es gibt von mehreren Seiten wirkungsvolle Poster und Plakate, die man dort aushängen kann. Auch Broschüren kann man, z.T. sogar von den Ministerien, kostenlos beziehen und im Wartezimmer auslegen. Aufklärungsschriften für das Wartezimmer erhalten Sie bei der

Bundeszentrale für gesundheitliche Aufklärung
Postfach 91 01 52
5000 Köln 91

Sucht-Therapie muß für uns zunächst einmal Aufklärung bedeuten und darf sich keinesfalls nur auf Patienten beschränken, die ganz speziell wegen ihres „Lasters“ in unseren Praxen erscheinen.

Mir geht es ganz besonders um die Patienten, die zwar von ihren Leiden geheilt werden möchten, aber von einer Entwöhnung vom Rauchen nichts wissen wollen. Es ist ein absoluter Kunstfehler, wenn wir einem Patienten mit Coronarinsuffizienz die Zigarette oder einem solchen mit Leberschaden den Alkohol belassen. Oft genug genügt ja schon das Absetzen dieser Gifte, um eine signifikante Besserung zu erzielen. Es bedarf sicher oftmals großer psychotherapeutischer Geschicklichkeit und Überredungskunst, den Patienten von der Ursache seiner Erkrankung zu überzeugen, jedoch sollten uns solche Schwierigkeiten nicht schrecken. Geduld, Ausdauer und liebevolle Hinwendung zum Patienten führen auch hier zum Erfolg. Nach meiner Erfahrung hat man es besonders mit Frauen sehr schwer.

Hingegen sind Männer, besonders nach dem 50. Lebensjahr, relativ leicht zu überzeugen.

Wenn wir nach unserer bisherigen Darlegung noch einmal zur Überschrift dieses Kapitels zurückkehren, so können wir feststellen, daß Rauchen ganz gewiß kein „Genuß ohne Reue ist“.

Die Reue kommt bestimmt!
Sie kommt leider oft für Unbelehrbare viel zu spät!!

Die Möglichkeiten der Raucherentwöhnung

Zahlreich sind Arten und Möglichkeiten, die heute von den verschiedensten Seiten zur Bekämpfung des Lasters „Rauchen" angeboten werden. Mit Büchern, ärztlich geleiteten Kursen in Badeorten wie z. B. die „Bad Nauheimer Raucherentwöhnungstherapie und das Nichtrauchertraining" nach DR. HAMMER, Hypnose und oftmals auch sehr unseriösen Methoden rückt man dem Übel zu Leibe.

Zahllos sind die angepriesenen Entwöhnungsmittel, wie Tabletten, Pülverchen und Mixturen, die dem Raucher den Spaß am Rauchen verleiden sollen. Alle diese Mittel können allein jedoch nicht helfen, solange der Mensch nicht selbst den Willen zur Entwöhnung aufbringt. Darüber darf nicht vergessen werden, daß es bei medikamentösen Entwöhnungsversuchen zu sehr unangenehmen Nebenwirkungen kommen kann. Die meisten der heute bekannten Medikamente sind sehr oft nicht magenverträglich und z. B. bei Schleimhautentzündungen und Ulcus kontraindiziert. Außerdem ist erwiesenermaßen die Rückfallquote bei medikamentöser Raucherentwöhnung sehr hoch.

In der „NATURHEILPRAXIS" Nr. 9 vom September 1973 veröffentlichte SEIDL, München, unter dem Titel „Rauche mit Verstand – nicht!" die Ergebnisse einer sehr interessanten Untersuchung, die er mit 63 Rauchern durchgeführt hatte.

Er überprüfte die verschiedensten Möglichkeiten der Entwöhnung wie Übersättigungsrauchen, negative Motivierung, physische Entwöhnung, Stören des motorischen Verhaltens, Medikamente, positive Motivierung, Kostveränderung und ein kombiniertes Verfahren, das sich aus mehreren der vorgenannten Möglichkeiten zusammensetzte.

Alle Einzelverfahren hatten nur geringen oder z.T. keinen Erfolg aufzuweisen. Das kombinierte Verfahren, bei dem auch rezeptfreie Medikamente zum Einsatz kamen, brachte folgendes Ergebnis:

Gesamtteilnehmer	63
Rauchen eingestellt	25
Rauchen reduziert	8
Ohne Erfolg	30

Bei den rezeptfreien Medikamenten hatten die ROBINIA-Ampullen den besten Erfolg aufzuweisen. Aus dieser Untersuchung ging ebenfalls hervor, daß die Rückfallquote bei diesen Entwöhnungstherapien sehr hoch ist und der entwöhnte Raucher einer ständigen Betreuung bedarf.

Akupunktur war in die Versuchsreihe nicht einbezogen worden. Zum Zeitpunkt dieser Veröffentlichung bemühte ich mich intensiv um die Findung einer geeigneten und vor allen Dingen wirksamen Akupunkturkombination, die sich zunächst auch nur auf das Rauchen bezog. Es ging mir darum, das Rauchen mit einer einzigen Behandlung ohne Nachwirkungen für den Raucher abstellen zu können, nachdem die bis dahin bekannten Methoden nur geringe Erfolge aufzuweisen hatten.

Nach vielen Mühen, Hoffnungen und Enttäuschungen gelang es mir dann Ende 1974, eine Lösung zu finden, die ich 1976 nach zweijähriger Erprobung in der Erstausgabe dieses Buches vorstellen durfte.

Dabei handelt es sich um die Kombination einiger Kopfpunkte der Körperakupunktur, Ohrakupunktur, ROBINIA-Ampullen und einem Medikament für die orale Medikation. Aber auch die Psychotherapie und ganz bestimmte Verhaltensregeln spielten eine große Rolle.

Inzwischen konnte die Wirksamkeit dieser Methode auch bei Alkoholabusus und Fettsucht unter Beweis gestellt werden.

Nach meiner festen Überzeugung spielt bei der Entwöhnung von Suchtkrankheiten aller Art die Ohrakupunktur oder Aurikulotherapie eine hervorragende Rolle. NOGIER hat in seinem „Lehrbuch der Auriculotherapie“ von 1969 bereits darauf hingewiesen.

Wir wissen inzwischen, daß wir mit der Ohrakupunktur tief in das autonome Nervensystem eingreifen, den sogenannten Stoß ins Vegetativum führen und damit eine Umstimmung erzielen können.

Es soll nicht Sinn und Zweck dieses Lehrbuches sein, den auch heute noch bestehenden Geheimnissen der Ohrakupunktur auf die Spur zu kommen. Das würde den Rahmen dieser Arbeit völlig sprengen. Meinen interessierten Lesern, die sich intensiver mit dieser hervorragenden Methode, die auch in der Schmerzbekämpfung unübertroffen ist, beschäftigen wollen, empfehle ich bei NOGIER, dem Altmeister der Auriculotherapie, KÖNIG/WANCURA und KROPEJ nachzulesen.

Man kann heute davon ausgehen, daß die Ohrpunkte neurophysiologisch hervorragende Punkte sind, die durch Leitungsbahnen über den Thalamus mit der Großhirnrinde in Verbindung stehen. Vielleicht findet sich hierin eine Erklärung für den schnellen Wirkungseintritt und die ungewöhnlich hohen Erfolgsquoten speziell bei der Raucherentwöhnung. In einem späteren Kapitel wird darüber noch zu sprechen sein.

Nachwort zur Raucherentwöhnung

Obwohl sich der Zigarettenkonsum von ca. 150 Milliarden Stück jährlich in den alten Bundesländern nicht verringert hat, scheint sich das Rauchverhalten insgesamt etwas zu verändern.

In der Bundesrepublik rauchten 1975 insgesamt 31% der erwachsenen Bevölkerung. Davon waren 64% Männer und 36% Frauen.

1990 betrug der Gesamtanteil in den alten Bundesländern 27%. Davon waren 60% Männer und 40% Frauen. Dabei ist erwähnenswert, daß gerade bei den jüngeren Mädchen und Frauen der Anteil besonders hoch liegt.

Der Zigarettenkonsum von jährlich 150 Milliarden Stück in den alten Bundesländern verteilt sich wie folgt:

Zigaretten	Männer	Frauen
1–9	14%	25%
10–19	28%	32%
20–29	38%	32%
30 und mehr	20%	11%

In den neuen Bundesländern rauchen 34% der Bevölkerung. Davon 64% Männer und 36% Frauen. Allerdings gibt es hier, besonders bei den Frauen, mehr Gelegenheitsraucher.

In den neuen Bundesländern rauchen 26% mehr als 20 Zigaretten am Tag. In den alten Bundesländern sind es 48%.

Alkohol – die rosarote Brille?

Der Genuß alkoholischer Getränke ist über den ganzen Erdball verbreitet. Die Völker aller Kulturkreise einschließlich der primitiven haben es verstanden, durch Vergärung von Kohlehydraten zu Alkohol und Kohlensäure mit Hilfe der Hefepilze berauschende Getränke herzustellen.

Die Weißen trinken Bier, Wein, Sekt, Branntwein und Likör, die Chinesen und Japaner Reiswein, die Neger Palmwein. Schon die alten Germanen bereiteten aus Honig Met.

Die Geschichte der alkoholischen Getränke ist aber weit älter. Schon in der Bibel lesen wir im 1. Buch Mose Kapitel 9, 20–29 von der Trunkenheit Noahs. Die Babylonier, Sumerer, Ägypter, Griechen und Römer kannten bereits durch Gärung zuckerhaltiger Flüssigkeiten hergestellte Getränke.

Erzeugnisse mit höherem Alkoholgehalt, als er durch Gärung zu erreichen ist (vergorene Getränke erreichen einen Höchstalkoholgehalt von 16%) sind erst im 11. Jahrhundert nachweisbar, da die Alkoholgewinnung durch Destillation erst um diese Zeit, vermutlich in Italien, entdeckt wurde.

Im Codex der Schule von Salerno (1160–1170) findet sich die Beschreibung der Herstellung von „Aqua ardens“ aus Wein. Das arabische Wort „Alkohol“ wurde damals für alle möglichen feinpulvrigen Stoffe benützt. (ALKOHOL aus arab. alkuhl „feines Pulver“).

Erst PARACELSUS gebraucht es für reinen Weingeist. Eine Polizeiverordnung aus Frankfurt a. M. wendet sich schon 1360 gegen den Alkoholmißbrauch, und um 1500 wird der Branntwein als Objekt der Besteuerung entdeckt. In Nordhausen/Harz kannte man um 1507 den „Borneweyn-Zins“.

So wichtig der Alkohol z. B. in der chemisch/pharmazeutischen Industrie als Ausgangsprodukt verschiedener anderer Verbindungen wie Äther, Chloroform, Chloral, Chloräthyl usw. sein kann, so verhängnisvoll wirkt er sich oft für den menschlichen Genuß aus.

In kleineren Mengen genossen, wirkt Alkohol anregend. Er führt wohl auch zu einem Zustand wohliger Gelöstheit. Der Mensch sieht oftmals Probleme und Schwierigkeiten nicht mehr real, sondern durch eine „rosarote Brille". Aber bei regelmäßiger Zufuhr auch nur kleiner Mengen Alkohol kann es bei manchen Menschen zu erheblichen Nachteilen kommen.

Während gesunde, besonders an Alkohol gewöhnte Menschen auch größere Mengen unter Umständen relativ gut vertragen, sind nervenschwache und von trunksüchtigen Eltern abstammende Personen, insbesondere auch Kinder, gegen die Wirkungen des Alkohols sehr empfindlich.

Übermäßiger Alkoholgenuß führt über den Bluttransport zu einer Anreicherung in bestimmten Gewebebestandteilen, insbesondere in den Lipoiden des Nervensystems und der Hirnzellen, und damit durch Einwirkung auf die Zentren der Großhirnrinde zum Rauschzustand, in welchem die Koordination der Muskelbewegungen gestört und psychische Abläufe ohne ausreichende Kontrolle sind.

Weiterhin kommt es zu einer Erweiterung der peripheren Blutgefäße der Haut, so daß diese erwärmt erscheint. Von außen einwirkende Kälte bewirkt dann eine unverhältnismäßig starke Wärmeabgabe und kann bei Betrunkenen leicht zum Erfrierungstod führen.

Die Entfernung des Alkohols aus dem Körper geschieht in geringem Maße durch die Atemluft (starker fötor ex ore nach Alkoholabusus) und zum größeren Teil durch fermentative Oxidation zu Kohlendioxid und Wasser.

Ein Alkoholgehalt von 0,024–0,06‰ im Blut des Menschen ist physiologisch. Er tritt im normalen Stoffwechselprozeß bei Verbrennungsvorgängen auf. Die dauernde künstliche Erhöhung dieses Wertes bei Alkoholikern führt zu einer Beeinträchtigung der Fett- und Eiweißverbrennung und in der Folge zu Verfettungserscheinungen (WLASSAK).

Nicht nur bei den Menschen, sondern auch bei Tieren kann man den Drang zum Alkohol beobachten. Elefanten in freier Wildbahn naschen z. B. gerne an überreifen, vergorenen Früchten bis zum Vollrausch. Auch bei anderen, kleineren Tieren konnte man dieses Verhalten registrieren, z. B. bei Affen. Bezeichnend ist aber, daß sowohl berauschte Elefanten als auch andere Kleintiere im Vollrausch von der Herde isoliert werden.

In einem deutschen Zoo wurden Versuche mit Elefanten gemacht, denen man eine 7%ige Alkohollösung verabfolgte. Auch hier zeigten sich die gleichen Ergebnisse.

Das soziale Verhalten der Tiere gleicht also dem der Menschen, denn Alkoholiker haben letztlich ja nicht nur unter ihrer Erkrankung zu leiden. Die Gemeinschaft stellt sie, wie ich meine oft vorschnell, ins Abseits. Die dadurch begünstigte Frustration führt letztendlich zu laufend höherem Alkoholkonsum.

Als verantwortungsbewußte Behandler haben wir uns auch um die sozialen und menschlichen Nöte des Alkoholkranken zu kümmern.

Betrüblich ist die Tatsache, daß auch im Alkoholkonsum die Frauen versuchen, es den Männern gleichzutun. Die Einstiegsdroge, besonders bei den älteren Frauen, ist nicht selten der Melissengeist. 1976 waren in der Bundesrepublik 7% Männer und 1% Frauen alkoholgefährdet.

Wurden 1950 in der Bundesrepublik noch 3,27 Liter reinen Alkohols pro Kopf der Bevölkerung getrunken, so waren es 1976 bereits 12,34

Liter. Davon kassierte der Staat 1976 41,4 Mrd. DM an Steuern. Heute dürfte diese Summe aber erheblich höher liegen, da auch der Alkoholkonsum laufend ansteigt.

Für Frauen wirkt sich auch deshalb der Alkoholgenuß oft verheerend aus, weil die Toleranzgrenzen für Genußmitteltoxine bei ihnen viel niedriger liegen als bei den Männern. Nach einer amerikanischen Studie kann der Organismus des Mannes täglich 60 g Alkohol tolerieren, wohingegen der weibliche Organismus nachgerade 20 g verträgt.

Dementsprechend sind auch Alkoholerkrankungen bei Frauen im Verhältnis zu den Männern meist erheblich schwerer und auch die Toleranzzeit ist kürzer.

Ein Problem ganz besonderer Art ist das fetale Alkoholsyndrom, von dem jährlich etwa 3000 Kinder betroffen sind. Da Alkoholikerinnen aber meist auch noch stark rauchen und dies bedauerlicherweise auch während der Schwangerschaft nicht einstellen (Alkohol und Nikotin bedingen sich oft gegenseitig), kann man sich ausrechnen, welch eminenter Schaden dem ungeborenen Leben im Mutterleib zugefügt wird. Das kann nie wieder gutgemacht werden. Von dem volkswirtschaftlichen Schaden einmal ganz abgesehen, denn die Folgekosten solcher Unvernunft fallen der Solidargemeinschaft zur Last.

Frauen haben neben dem fetalen Alkoholsyndrom und der Alkohol-Embryopathie aber auch erheblich häufiger unter der Leberzirrhose zu leiden als Männer, wogegen eine der Zirrhose vorausgehende Fettleber bei Männern mehr im Vordergrund steht.

Auch bei ganz jungen Frauen kann man sehr oft eine alkoholbedingte Pankreatitis beobachten, der zumeist das sogenannte „Querbalkensyndrom" (BORCHERS) vorgelagert ist. Ca. 50% der Fettlebererkrankungen gehen auf den Alkoholgenuß zurück.

Alkohol zerstört die Magenschleimhautfunktion. Dadurch kommt es zum Eisenmangelsyndrom, zu Jejunum- und Dünndarmschäden, verbunden mit Vitaminmangelzuständen und Fehlernährung. 80% der Oxidationsleistung der Leber werden für den Abbau des Alkohols benötigt!!

Hierdurch kann es z. B. bei gleichzeitiger Einnahme von Medikamenten zu völlig paradoxen Wirkungen kommen, die sich unter Umständen lebensbedrohlich auswirken.

Herzschäden, wie z. B. die Kardiomyopathie, treten bei Alkoholikern gehäuft auf. Auch Herzrhythmusstörungen sind keine Seltenheit. Vergessen wir auch nicht, daß Leber und Herz, nach unserer Betrachtungsweise, oft gemeinsam reagieren. Kranke Leber – krankes Herz!

Aus Amerika kommt der Begriff des „Holyday-Heart-Syndrom“. Das heißt nichts anderes, als daß das Herz durch Genußgifte wie Alkohol und Tabak überfordert wird zu Zeiten, wo es eigentlich der Schonung bedürfte (Feierabend, Ferien, Wochenenden).

73% der Alkoholiker leiden zudem an hämatologischen Störungen. Es kommt außerdem fast regelmäßig zum „Pseudo-Cushing-Syndrom“, wovon wiederum Frauen infolge der niedrigeren Alkoholtoleranz früher als Männer betroffen sind. Auch Potenzstörungen sind nicht selten. Die alkoholbedingte Polyneuropathie ist eine äußerst schmerzhafte Erkrankung. Für die Diagnose dieser Erkrankung kann uns ein Druck auf die Wade des Patienten weiterhelfen. Dieser Druck ist bei der Polyneuropathie außergewöhnlich schmerzhaft.

Schadensstelle Nr. 1 ist und bleibt jedoch die Leber! Die drei wesentlichsten Erscheinungsformen der chronischen Alkoholschädigung der Leber sind:

1. **die alkoholtoxische Fettleber,**
2. **die chronische alkoholtoxische Hepatitis,**
3. **die alkoholtoxische Leberzirrhose.**

Außerdem führt der Alkoholabusus sehr oft zu Sensibilisierung und Allergien mit schweren Verlaufsformen.

Grundsätzlich sollte man daher bei jeder Anamnese auch nach dem Alkohol fragen. Gewiß verstehen Alkoholiker sich sehr oft meisterhaft zu tarnen, und man darf auch nicht gleich „mit der Tür ins Haus fallen", aber mit Behutsamkeit und Einfühlungsvermögen wird man der Wahrheit sicher näher kommen. Merke: Diabetiker müssen unter allen Umständen auf Alkohol verzichten. (Diabetikerbier und Diabetikerwein sind für meine Begriffe ein absoluter Widersinn.) Bei der Hypertonie ist Alkohol ebenfalls fehl am Platze.

Bei der Behandlung des Alkoholismus gelten in psychotherapeutischer Hinsicht ähnliche Regeln, wie wir sie von der Raucher-Entwöhnung her schon kennen. Jeder Behandler sollte sich daher vor Beginn der großen Aufgabe, die er sich mit der Behandlung von Alkoholkranken gestellt hat, die Frage vorlegen: Wie stehe ich selbst und welche Einstellung habe ich zum Alkoholismus!

Als Diagnosehilfe können uns folgende Merksätze dienen:

1. 20% der männlichen Alkoholkranken geben eheliche Probleme an.

2. Heimliches Trinken, dauerndes Denken an Alkohol usw. signalisieren eine beginnende Abhängigkeit.

3. Alkoholismus kann Ursache vieler körperlicher Beschwerden und Erkrankungen sein.

4. Alkoholiker werden relativ häufig unter den Letztgeborenen einer Geschwisterreihe beobachtet.

5. Der heutige Wohlstandsalkoholismus basiert vor allem auf unrealistischen Fehlerwartungen.

6. Überbehütung und mangelhafte Vorbereitung auf den Lebenskampf führen oft zum Alkoholismus.

7. Für die Behandlung ist es wichtig abzuklären, ob die sogenannte Ich-Schwäche die Folge oder die Ursache des Alkoholismus ist.

Wie wichtig die Aufklärung über die Alkoholschäden genommen werden muß, mag man allein aus der Tatsache ersehen, daß jährlich ca. 20000 junge Mädchen dem Alkohol verfallen. Was soll aus diesen Menschen und deren Nachwuchs einmal werden?

Der Alkohol richtet aber nicht nur den davon betroffenen Alkoholiker zugrunde, er ist auch für erhebliche volkswirtschaftliche Schäden verantwortlich. Von den jährlichen Verkehrsunfällen mit vielen Toten gehen der größte Prozentsatz auf das Fahrverhalten unter Alkoholeinfluß zurück. Wir lesen täglich in den Zeitungen davon. Sehr bedenklich wird es, wenn auch in den neuen Bundesländern die 0,8‰-Grenze eingeführt wird. Man hätte besser die 0‰-Grenze übernehmen sollen. Ganz besonders bedauerlich ist dabei wohl auch, daß zumeist unschuldige Menschen zu den Opfern solcher Unvernunft zählen.

Ein Alkoholgehalt von über 0,6‰ im Blut führt bereits zur Verkehrsunsicherheit (bei einem Manne von 75 kg Gewicht noch nach zwei Stunden nach Genuß von 1 Liter Bier oder 1½ Gläsern Grog oder ½ Flasche Rheinwein). Ein Alkoholgehalt von 1,2‰ schließt im allgemeinen die Fähigkeit aus, sich im Straßenverkehr richtig zu verhalten (2 Liter Bier oder 3 Gläser Grog oder eine Flasche Rheinwein). Bei 1,6‰ sind die meisten Menschen total fahruntüchtig. Bei mehr als 2‰ Blutalkoholgehalt bestehen stets schwere Rauschzustände, die die sichere Führung eines Kraftfahrzeuges absolut ausschließen (3½ Liter Bier oder 6 Gläser Grog oder 2 Flaschen Rheinwein). Alkoholgenuß, der über dieses Maß hinausgeht, kann zur akuten Alkoholvergiftung führen, wobei es zur Gehirn- und Herzlähmung und damit zum Tod kommen kann.

Natürlich ist die Alkoholverträglichkeit individuell verschieden. Ein Bierfahrer oder Bauarbeiter wird mehr vertragen können als ein Büroangestellter, der nur gelegentlich Alkohol trinkt.

Allgemein bekannt sind uns die Menschen, die schon nach geringen Mengen von Bier oder Wein anfangen überaus lustig zu werden; im übrigen schafft Alkohol keine neuen Eigenschaften, sondern läßt im ersten Stadium des Rausches den Menschen durch Wegnahme der Hemmungen und Aufhebung seines angelernten Benehmens unverhüllter in seiner geistigen Struktur hervortreten. Schiller sagt in ‚Die Piccolomini': „Der Wein erfindet nichts, er schwatzt's nur aus."

Der ehemalige Leiter der Psychiatrischen Poliklinik des Max-Planck-Instituts München, Prof. Dr. W. FEUERLEIN, hat 1976 einen Fragebogen für alkoholgefährdete erwachsene Männer entwickelt, der auch heute noch allgemein anerkannt wird. Als alkoholgefährdet gelten Personen, auf die mindestens 4 der nachstehenden 14 Punkte zutreffen.

- Es kommt schon mal vor, daß ich innerhalb weniger Stunden mehr als sechs Glas Bier, Wein oder Schnaps trinke.

- Es ist mir schon mal passiert, daß ich abends so viel getrunken habe, daß ich mich am nächsten Tag nicht mehr an alles erinnern konnte.

- Ich habe nach den ersten Gläsern Alkohol öfter das Bedürfnis, weiterzutrinken.

- Ich trinke manchmal morgens vor der Arbeit / vor der Schule ein Glas Alkohol.

- Ich trinke Alkohol, um besondere Belastungen besser bewältigen zu können oder um Ärger und Sorgen zu vergessen.

- Ich bin schon einmal wegen Fahrens unter Alkoholeinfluß mit der Polizei in Konflikt gekommen.

- Man hat mir an meiner Arbeitsstelle/ in der Schule schon einmal Vorhaltungen wegen meines Alkoholtrinkens gemacht.

- Ich habe zeitweise über Zittern und Brechreiz zu klagen, und es geht mir dann besser, wenn ich morgens etwas Alkohol trinke.

- Ich habe/hatte schon einmal Leberbeschwerden, die mit meinem Alkoholkonsum in Verbindung stehen/standen.

- In der letzten Zeit leide ich häufiger an Zittern der Hände.

- Ich habe zeitweilig, besonders morgens, ein Würgegefühl oder Brechreiz.

- Ich suche Gelegenheiten, wo ich ohne Wissen der anderen ein paar Gläser trinken kann.

- In Zeiten erhöhten Alkoholkonsums habe ich weniger gegessen.

- Ohne Alkohol fühle ich mich gespannt und unruhig.

Die fünf Alkoholikertypen nach Jellinek

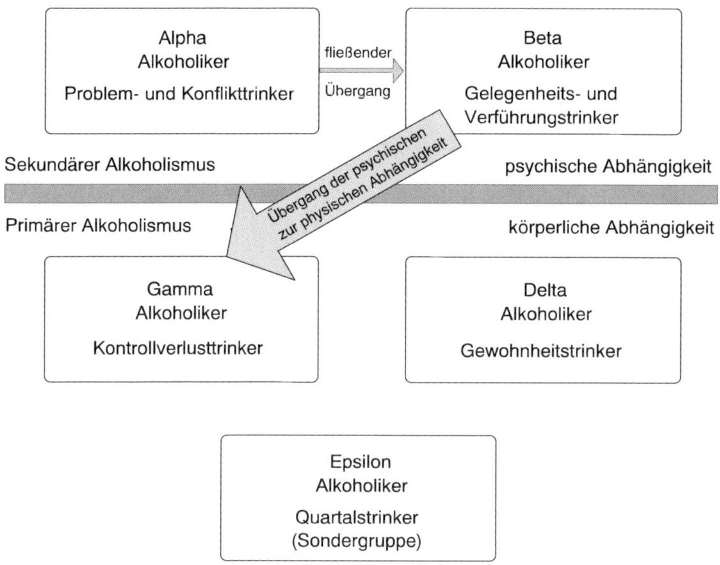

In der ambulanten Praxis besteht eine Behandlungsmöglichkeit mit Aussicht auf Erfolg nur beim sekundären Alkoholismus.

Die Gamma-Alkoholkrankheit nach Jellinek

A. Voralkoholische Phase:

1. Erleichterungstrinken
2. Abnahme der Toleranz für seelische Belastungen

B. Prodromal-Phase:

1. Alkoholische Palimpseste (Erinnerungslücken)
2. Heimliches Trinken
3. Dauerndes Denken an Alkohol
4. Gieriges Trinken der ersten Gläser
5. Schuldgefühle
6. Vermeidung von Anspielungen auf Alkohol
7. Häufige Palimpseste

C. Kritische Phase:

8. Verlust der Kontrolle nach Beginn des Trinkens
9. Alkoholikeralibis
10. Widerstand gegen Vorhaltungen
11. Großspuriges Benehmen
12. Auffallend aggressives Benehmen
13. Dauernde Zerknirschung
14. Perioden völliger Abstinenz
15. Änderung des Trinksystems (Zeitveränderung)
16. Freunde fallen lassen
17. Arbeitsplätze fallen lassen
18. Das Verhalten auf den Alkohol konzentrieren
19. Verlust an äußeren Interessen
20. Neue Auslegung zwischenmenschlicher Beziehungen
21. Auffallendes Selbstmitleid
22. Gedankliche oder tatsächliche Ortsflucht
23. Ungünstige Änderung im Familienleben

24. Grundloser Unwille
25. Bestreben, seinen Vorrat zu sichern
26. Vernachlässigung angemessener Ernährung
27. Erste Einweisung in ein Krankenhaus wegen „Körperlicher alkoholischer Beschwerden“ (die aber anders gedeutet werden)
28. Abnahme des sexuellen Triebes
29. Alkoholische Eifersucht
30. Regelmäßiges morgendliches Trinken

Hier beginnt die...

D. Chronische Phase:

31. Verlängerte, tagelange Räusche
32. Bemerkenswerter ethischer Abbau
33. Beeinträchtigung der Denkvorgänge
34. Passagere alkoholische Psychosen
35. Trinken mit Personen weit unter dem eigenen Niveau
36. Zuflucht zu technischen Produkten (Haarwasser, Brennspiritus usw.)
37. Verlust der Alkoholtoleranz
38. Angstzustände
39. Zittern
40. Psychomotorische Hemmungen
41. Das Trinken wird zur Besessenheit
42. Delirium tremens, das Erklärungssystem versagt, völliger geistiger, seelischer und körperlicher Zusammenbruch

Ich fühle mich verpflichtet, diesem Kapitel noch ein versöhnendes Wort anzufügen:

Selbstverständlich ist nicht jeder, der nach getaner Arbeit oder im Freundeskreis ein gutes Glas Wein trinkt, ein Alkoholiker. Im Gegenteil kann Alkohol auch nützlich sein. Ein Fingerhut voll Cognac wirkt oftmals besser als jedes Kreislaufmittel, und ein Gläschen Bier am Abend kann die Schlaftablette wohl ersetzen.

Plutarch sagte: „Der Wein ist unter den Getränken das nützlichste, unter den Arzneien das schmackhafteste, unter den Nahrungsmitteln das angenehmste."

Die Dosis bestimmt auch hier Nutzen oder Schaden. Vernunft und verantwortungsbewußter Umgang mit der Droge Alkohol ist das Maß aller Dinge.

Ein Alkoholverbot, wie es ab und zu gefordert wird, wäre überhaupt keine Lösung. Das hat die Zeit der Prohibition in Amerika eindeutig unter Beweis gestellt.

Wir sind aufgerufen, auf die Gefahren aufmerksam zu machen, Gefährdete aufzuklären und Gestrauchelte nach Möglichkeit einer Behandlung zuzuführen. Wahrlich eine große, aber lohnende Aufgabe!

Adipositas

„DER MENSCH IST,
WAS ER ISST."

Wer sich, wie der Verfasser, noch an die Zeit des letzten Krieges erinnern kann, wird wissen, daß in dieser Zeit Krankheiten wie Angina pectoris, Arterienverkalkung, Hypertonie und Apoplexie, Magen- und Gallenblasenleiden, Diabetes, Gicht, hormonelle Störungen und vor allen Dingen aber die Adipositas fast unbekannt waren. Karge Zeiten und Ernährungsnotstand hatten zur Gesundung von Millionen Menschen, wenn auch sicher nicht auf empfehlenswerte Art und Weise, beigetragen .

Alle Religionen dieser Welt beinhalten zur Läuterung von Geist, Körper und Seele Fastentage. Fasten kommt ursprünglich aus dem Altdeutschen und heißt soviel wie fest, im Sinne von festhalten. Es sollte damit zum Ausdruck kommen, daß an den religiösen Bräuchen zur Stärkung von Geist, Körper und Seele festgehalten werden sollte.

Der Fastende trug dabei immer einen psychophysischen Gewinn davon, der sich in gestärkter Widerstandskraft, besserer Gesundheit und größerer Lebenserwartung niederschlug. Auch in der Bibel können wir des öfteren vom „Fasten und Beten" lesen, so z. B. in den Apostel-Geschichten 13, 2 und 3, bei Matth. 17,21, Lukas 2, 37 usw.

Die Tiere haben für die biologischen Vorgänge im Organismus noch einen ausgeprägteren Instinkt als wir Menschen. Ein Tier, das krank ist, sondert sich von der Herde ab und nimmt keine Nahrung mehr zu sich. Durch fastenbedingte Stoffwechselvorgänge ist sehr oft nach wenigen Tagen die Genesung bereits in Gang gekommen. Im Gegensatz dazu ernährt man den kranken Menschen meist auch noch sehr kräftig und verschlechtert damit seine Situation. Man denke nur einmal an die immer noch übliche Krankenhauskost.

Das Fasten

WIR LEBEN NICHT, UM ZU ESSEN,
WIR ESSEN, UM ZU LEBEN!
Sokrates

Möglichkeiten, Grenzen und zusätzliche Therapien

Das Fasten begleitet den geschichtlichen Gang aller Völker. Ursprünglich kannte man wohl nur das religiöse, kultisch bedingte Fasten.

Auf heute kaum nachvollziehbaren Wegen gelangte es über die Zeiten hinweg als sogenanntes Heilfasten in unser therapeutisches Arsenal. Man kann heute mit Recht sagen, daß das Heilfasten aus einer naturheilkundlich orientierten, kausalen Therapie nicht mehr wegzudenken ist.

Ausscheidung, Umstimmung und Sensibilisierung sind die drei großen Säulen, auf denen unser Heilungsbemühen ruht. Bei den im Buch beschriebenen Suchterkrankungen sind diese drei Faktoren von ganz besonderer Wichtigkeit.

Mit dem Heilfasten haben wir ein Instrument in der Hand, das auf natürliche Weise das Zusammenspiel der Organe und hormonalen Drüsen wieder möglich macht und ins Gleichgewicht bringt.

Die Sensibilisierung für Hochpotenzen der Homöopathie und auch die Bereitschaft für psychotherapeutische Tiefenlösungen werden wieder möglich. Ganz besonders waren für mich die Akupunkturerfolge nach oder während Fastenkuren immer wieder beeindruckend.

Aber auch physikalische Methoden sind während der Fastenkur angebracht und manchmal sogar dringend nötig. Durch Kostentzug und Umstellung auf neue Diätformen (mehr vegetarische Frischkost) wird der Elektrolythaushalt des Stoffwechsels gefordert. Gift und Schlackenstoffe werden freigesetzt, die in den Lymphstrom einmünden und diesen erheblich belasten können. Dies verursacht Schmerzen, die oft unerträglich sind.

Hier kann man neuraltherapeutisch eingreifen, aber nicht jeder Behandler ist ein geübter Neuraltherapeut und scheut die Injektion an die Tonsillen, die in solchen Fällen als erste Maßnahme dringend notwendig wäre. Die Tonsillen sind Ausscheidungsorgane für die verbrauchte Körperlymphe, sozusagen Endorgane für den Lymphkreislauf (RÖDER). Durch Giftstoffe können die Tonsillen „verstopfen". Sie werden funktionsuntüchtig, und die Lymphe kann nicht mehr auf normalem Weg in den Magen zur sog. Zweitverdauung befördert werden. Sie staut sich in den Körper zurück, und es kommt zur Stagnation des Lymphflusses (BUCHINGER). Es ist für mich immer wieder erstaunlich, welche Menge an weißgelblichen Sekreten die Tonsillen nach einer Procaininjektion absondern.

Den gleichen Erfolg kann man aber auch ohne Gefahr zu laufen mit der „RÖDER"-Technik erzielen. Mir ist bewußt, daß vielen jungen Kollegen dieser Hinweis nichts sagt, denn das RÖDERN der Mandeln ist so ziemlich in Vergessenheit geraten.

JOSEF KARL ist es zu danken, daß die Rödertechnik wieder in das Repertoire naturheilkundlicher Praxen aufgenommen wurde. JOSEF KARL, der seit über 30 Jahren in München praktiziert, lernte schon während seiner Assistenzzeit bei dem Kneipparzt Dr. Schöner das „Rödern", wo es ganz speziell bei Fastenkuren täglich systematisch praktiziert wurde.

JOSEF KARL schrieb über die Methode ein Buch, „Das lymphatische System und seine naturheilkundliche Therapie, insbesondere die Darstellung der ‚RÖDER-Methode'", erschienen im Pflaum-Verlag, München.

Die ausführliche Beschreibung der Rödertechnik würde den Rahmen meiner Arbeit sprengen. Deswegen ist mir die Nennung des obigen Buches an dieser Stelle sehr wichtig.

Die sanfte nasale Reflex-Therapie

Relativ neu und unbekannt ist in diesem Zusammenhange die nasale Reflextherapie, die im weitesten Sinne ebenfalls zu den Röder-Methoden gehört. Sie eröffnet uns auf völlig ungefährliche Weise eine Fülle von Möglichkeiten reflektorischer Organbeeinflussungen.

FRÖSE (Hannover) schreibt in seinem Buch „Zentrale Bahnen der rhinogenen Aktionsströme“ (Verlag Wilkens Hannover): „... daß die nasalen Trigeminusverzweigungen, an sich reich an afferenten wie efferenten Zentren, über die vegetativen Hauptbahnen und die ungemein zahlreichen peripherischen Organgeflechte, Netze und Kollateralen ihre physiologisch und pathologisch gesteigerten Reize auf sämtliche Erfolgsorgane des Organismus zu übertragen in der Lage sind“.

In meiner Broschüre „Die sanfte nasale Reflextherapie“ (zu beziehen über den Verlag dieses Buches) habe ich übrigens auch über Erfolge bei der gefürchteten Trigeminusneuralgie geschrieben.

Bei der „sanften nasalen Reflextherapie“ erlebt man im Zusammenhang mit Fastenkuren sehr oft ein förmliches „Aufschreien“ eines erkrankten oder durch das Ingangsetzen giftiger Schlackenströme belasteten Organs. Durch die Fernwirkung der Nasenbehandlung gehen korrigierende, heilende Impulse zum erkrankten Organ, und man kann oft schon nach wenigen Behandlungen eine positive Veränderung feststellen. Dabei behandeln wir nur den sehr leicht zu erreichenden unteren Nasengang. Die von LEPRINCE; STIEFVATER und KRACK benannten mittleren und oberen Nasengänge kann man nach meiner langen Praxiserfahrung in diesem Falle vernachlässigen.

Nach LEPRINCE erreichen wir im unteren Nasengang die Beckenzone, Solar-Plexuszone und die Kopfzone. Durch die Reizung dieser Zonen wird zunächst grundsätzlich das Allgemeinbefinden erheblich verbessert. Ich habe in meiner Praxis durch diese Reflexbehandlung Heilerfolge erlebt, die ich selbst zu Beginn der Therapie nicht für möglich gehalten hatte. In meinen Kursen und Vorträgen konnte ich dies bei Demonstrationen an Kollegen immer wieder unter Beweis stellen.

Früher arbeitete man mit einer dünnen, wattebewehrten Metallsonde, die mit Arum maculatum, Eucalyptus, Teucrium marum verum, Hydrastis und Echinacea beschickt war (BUCHINGER).

Das war gewiß nicht einfach und, hinsichtlich der Metallsonde, auch nicht ungefährlich. KARL schreibt dazu: „Gute Nasensonden sind nicht so selbstverständlich zu bekommen wie man denkt. (Es ist unbegreiflich, was immer wieder für unbrauchbares Zeug feilgeboten wird; ich habe dieser Tage zwei verschiedene Sonden weggeworfen, weil es einfach Glückssache ist, ob die Watte am Haken bleibt oder in der Nase.)“

Nach der von mir modifizierten Methode, der „sanften nasalen Reflextherapie“, wird zum „Durchwischen“ des Nasenganges ein Q-Tip verwendet, der mit NASEN-REFLEX-ÖL WECOTON getränkt ist. Diese Methode ist völlig ungefährlich, kann zu keinerlei Verletzungen führen, und auch die Watte bleibt am Q-Tip fest haften.

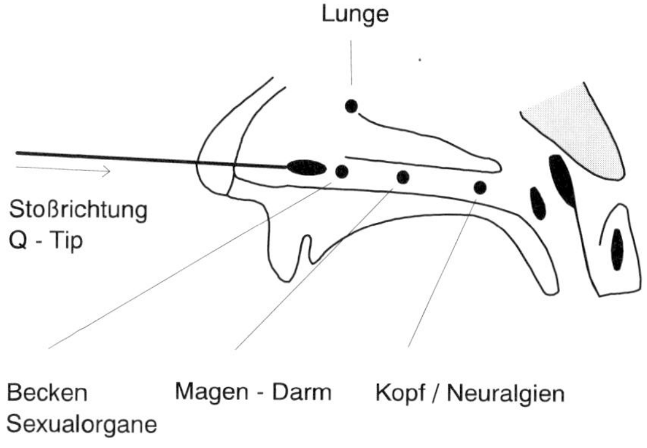

Der Nasenflügel muß mit dem Q-Tip etwas angehoben werden.

Eine weitere Möglichkeit, Schmerzen und Krankheitsbilder, die während einer Fastenkur auftreten und möglicherweise zum Abbruch der Kur führen könnten, zu eliminieren, ist die gute alte Homöopathie. Ich erwähnte schon, daß die Sensibilisierung durch die Fastenvorgänge wieder feinste Reize zum Klingen bringen kann. Besonders die Hochpotenzen kommen jetzt wieder zur Geltung. Es können während einer Fastenkur die unterschiedlichsten Schmerzen und Beschwerden auftreten. Da nach meiner Erfahrung jeder Patient anders reagiert und jeder Patient eine eigene Persönlichkeit für sich ist, wäre es nicht sinnvoll, Hinweise auf homöopathische Mittel zu geben. Da muß man den Patienten vor sich sehen und gründlich repertorisieren, was allerdings während einer Fastenkur viel effektiver ist, weil der Organismus bereit ist, auf feinste Reize zu reagieren, wie dies zu Zeiten Hahnemanns auch ohne Fastenkur möglich war, zumal der menschliche Organismus noch nicht der heutigen Luxusernährung und ständig steigenden Umwelteinflüssen ausgesetzt werden mußte.

Auf alle Fälle verordnen geübte Homöotherapeuten bei den „passenden" Krankheitsfällen die Potenzen nicht unter D30 bis C30. CAVE auch hier der dringende Hinweis:

Alkoholiker dürfen auch homöopathische Präparate nur in Tablettenform erhalten!

Bei den medizinisch-wissenschaftlichen Fastenkuren kennt man zwei Hauptrichtungen:

1. Die Saftfastenkur nach Dr. O. BUCHINGER
2. Die Mayr-Kur nach Dr. F. X. MAYR

(siehe Literaturverzeichnis).

Beide Richtungen gehen davon aus, dem Menschen ein Optimum an Gesundheit ohne aufwendige Apparaturen, nur durch die Rationalisierung seines eigenen Körpers, die bessere Ausnutzung seiner Nahrung und die Schulung seines Verdauungsapparates zu erreichen. Im Verein mit der in diesem Buch beschriebenen Akupunkturkombinationen wird die Adipositas in den meisten Fällen zu einer leicht beherrschbaren Erkrankung.

Ich sagte schon, daß während des Krieges viele Krankheiten unbekannt waren, aber leider setzte schon bald nach dem Krieg eine so übermäßige Nachholwut, die damals sogenannte „Edelfreßwelle“, ein, daß die vorgenannten Erkrankungen massenweise und schlimmer als je zuvor wieder auftraten. Es sind in der Hauptsache die Krankheiten, mit denen wir heute in der Praxis täglich konfrontiert werden. Den größten Raum nimmt dabei die ADIPOSITAS ein, die jedoch in vielen Fällen Ursache oder Begleiterscheinung einer anderen Stoffwechselerkrankung ist. Man kann heutzutage kaum irgendeine Zeitung oder ein Magazin der „Boulevardpresse“ aufschlagen, ohne nicht sofort auf eine „ganz neue Fastenkur“ zu stoßen. Man überbietet sich förmlich in den verrücktesten Vorschlägen, von denen manche so dubios sind, daß man sie schon als vorsätzliche Körperverletzung bezeichnen könnte. Durch die Vermarktung eines bekannten Namens, eines Film- oder Fernsehstars, dienen sie in der Hauptsache kommerziellen Zwecken.

Fastenkuren, das muß noch einmal ganz deutlich ausgesprochen werden, sollten immer unter Anleitung und Aufsicht eines erfahrenen Therapeuten durchgeführt werden. Die Schäden, die durch eigenmächtiges Fasten herbeigeführt werden können, sind oft irreparabel, ja sogar lebensgefährlich.

Ich bin weder ein fanatischer Vegetarier noch ein „Rohkostapostel“. Im übrigen halte ich jede Art von Fanatismus – auch in der Medizin und hier besonders in der Ernährung – für falsch. Der Mensch ist von der Struktur seines Wesens, vom Gebiß, der enzymatischen Situation und anderen Merkmalen her ein Mischköstler.

Leider wird dieser Vorzug, den der Mensch besitzt, vom Menschen selbst meist ganz falsch gedeutet. Goethe sagt: „Genieße mäßig Füll’ und Segen, Vernunft sei überall zugegen." Ein unvernünftiger Rohkostler, der da meint, seinen Körper mit Vitaminen förmlich überschütten zu müssen, lebt unter Umständen gefährlicher als ein vernünftiger Mischkostler. Schüsselweise Salat, Berge von Obst und Vitaminen können mit Darmreizungen, Blähungen, Gefäßschäden und Übersäuerung des gesamten Organismus einhergehen.

Eine amerikanische Studie neuerer Zeit glaubt interessanterweise, in der heute so beliebten und gerühmten „Biowelle" einen der Gründe für die rasant fortschreitende Allergiebereitschaft gefunden zu haben. Das Müsli aus frisch gemahlenen Körnern z. B. enthält schon so zahlreiche Pollen, daß dafür prädestinierte Personen sofort mit allergischen Reaktionen aufwarten. Das gleiche kann nach dem Honigbrötchen passieren, da Honig Pollen von zahlreichen Pflanzen und Blüten enthält. Auch frische Gewürzkräuter, Salate und rohe Gemüse sind z. B. für „Heuschnupfler" kaum empfehlenswert.

Dr. Rauch sagt in seinem Buch „Die Darmreinigung nach Dr. F. X. MAYR": „Bei extremen Rohkostlern findet man sogar dieselbe blaurote Verfärbung von Nase und Ohren wie bei Säufern. Die überreichliche Rohkost vergärt im Darm wie in einem Maischebottich, und die sich bildenden alkoholfuselartigen Gärungsgifte verrichten unbemerkt ihr tägliches Werk. Die heute übliche Auffassung, man könne gar nicht genug Vitamine essen, ist daher genau so falsch wie etwa die Meinung, man könne sich gar nicht genug der prallen Sonne aussetzen. Über das Naturgebot des bescheidenen, gesunden Maßes hinausgehend ist in der Vitaminfrage das Inordnungbringen des Darmes das Grundlegende."

Ich möchte auf keinen Fall mißverstanden werden: Selbstverständlich respektiere ich jeden Vegetarier oder Rohkostler, der aus Überzeugung oder Tierliebe kein Fleisch zu sich nimmt. Mir geht es hier einzig und allein um den gesundheitlichen Nutzen solcher Ernährungsformen.

Auf das vernünftige Maß kommt es in jedem Falle ganz entscheidend an. Natürlich sind auch in der Mischkost ganz bestimmte Regeln zu beachten. Zum Beispiel sollte Schweinefleisch aus dem Speisezettel völlig verbannt werden. Das gilt auch für die Wurst. Die im Schweinefleisch enthaltenen Sutoxine und sutoxischen Fettsäuren fördern Adipositas, Hypertonie und andere Erkrankungen. Übrigens sollte man während einer Grippe sofort den Genuß von Schweinefleisch jeder Art einstellen.

Auch die Frage wann, was und wieviel gegessen wird, ist von ausschlaggebender Bedeutung. Ich gebe meinen Patienten immer die gute alte Bauernregel mit auf den Weg: „Morgens wie ein König, mittags wie ein Bürger und abends wie ein Bettler."

Viele Menschen essen leider genau umgekehrt, sie nehmen morgens im Vorbeilaufen ein Weißbrötchen und einen Schluck Kaffee, stopfen dafür aber abends eine reichliche Mahlzeit, möglichst noch warme Küche, in sich hinein und wundern sich, wenn der geplagte Organismus mit Leber-Galle-Beschwerden, Übelkeit, Kopfschmerzen, Schlafstörungen, Nachtschweiß und Alpträumen reagiert.

Während der nächtlichen Schlafphase wird die Tätigkeit aller Organe vermindert bzw. eingestellt. Das Abendessen liegt dann über Stunden fast unverdaut im feuchtwarmen Verdauungskanal und kann hier mit Hilfe der Bakterien leicht vergären und verfaulen. Dadurch entstehen Vergärungsgifte (Fuselalkohole), die in den Blutkreislauf gelangen und zu den vorerwähnten Beschwerden führen. Besonders erwähnenswert scheint mir, daß die sich bildenden Giftstoffe vom Organismus in den Fettpolstern abgelegt werden, wo sie zu gefährlichen Gelosen verhärten und außerdem die Gewichtszunahme begünstigen. Es ist erwiesen, daß bei der Gewichtszunahme das üppige Abendessen eine bevorzugte Rolle spielt. Man hat auch feststellen können, daß Menschen, die nie einen Tropfen Alkohol zu sich genommen hatten, trotzdem alle Merkmale schwerer Alkoholerkrankung zeigten.

Es handelt sich dabei um den sog. Autoalkoholismus, der bei Rohkostlern und Menschen, die sich falsch ernähren, durch Vergärungsgifte auftreten kann.

Schon im Hinblick auf die im Fettgewebe abgelagerten Ernährungstoxine bin ich immer dafür eingetreten, daß eine Gewichtsreduzierung sehr behutsam und langsam vor sich gehen muß. Durch das Ausscheiden der Körpergifte bei Abmagerungskuren wird der Organismus oft unbotmäßig überlastet, was ja bekanntlich auch zu schweren Schmerzzuständen führen kann. Es ist auch nicht gerade selten, daß Menschen, und hier besonders Managertypen, die sich einer radikalen Abmagerungskur unterworfen hatten, einen Herzinfarkt oder Apoplex mit letalem Ausgang erlitten.

Ich erinnere mich an einen Fall aus meiner Praxis, wo wir eine junge Frau mit Kleidergröße 50 durch Akupunktur und diätetische Maßnahmen auf die Größe 40 heruntergebracht hatten. Die Behandlung zog sich weit über ein halbes Jahr hin und erforderte viel Geduld von Patient und Behandler. Der Erfolg dieser Geduldsprobe war allerdings, daß die Patientin zu keiner Zeit Beschwerden hatte, ein lange bestehendes Ulcus cruris ausheilte und weder im Gesicht noch am Hals eine Falte sichtbar wurde. Außerdem wurde ein lange vergeblich gehegter Kinderwunsch endlich wahr.

Es ist bekannt, daß bei Entschlackungskuren Störfelder, die lange Jahre stumm waren, plötzlich akut werden und zu schweren Schmerzzuständen führen können. Ich verweise nochmals auf die Gelosen, die sich durch Ablagerungen im Fettgewebe bilden.

In solchen Fällen sollte man zunächst durch neuraltherapeutische Behandlung, Röder-Methode oder nasale Reflextherapie, die Störfelder eliminieren und erst dann, langsam ansteigend, die Gewichtsreduzierung fortsetzen. Es darf uns nicht daran gelegen sein, dem Patienten nur die überflüssigen Pfunde zu nehmen, sondern wir müssen dafür sorgen, daß der Patient, wie wir hier in Bayern sagen, „pumperlgsund" aus unserer Behandlung entlassen wird. Mit der Adipositas ist in fast allen Fällen eine weitere Stoffwechselerkrankung vergesellschaftet. Immer daran denken: Nur der zufriedene Patient wird uns weiterempfehlen!

Wer sich während der Akupunkturbehandlung auf eine bestimmte Diätform nicht festlegen will oder kann, dem sei mit einigen nachstehenden Ratschlägen gedient. Selbstverständlich können Sie Ihre eigenen Erfahrungen in der Reduktionsdiät hier voll ausschöpfen.

Grundsätzlich ist eine Kostumstellung für viele Patienten nicht einfach. Oft lassen die familiären Verhältnisse z. B. einen Verzicht auf das Abendessen so ohne weiteres gar nicht zu. Die Familienmitglieder erscheinen erst nach Feierabend und versammeln sich um Mutters gemütlichen Abendbrottisch. Da muß ein Patient von uns schon sehr gut psychologisch vorbereitet sein, wenn er sich dann mit einer Scheibe Knäckebrot und einem Schälchen Magerquark begnügen soll. Ist jedoch der Anfang einmal gemacht und sind die ersten Pfunde gepurzelt, dann ist eine weitere Motivation leichter zu bewerkstelligen.

Besonders schwierig gestaltet sich das Problem bei Schichtarbeitern. Aus meiner Erfahrung kann ich jedoch sagen: Eine Lösung findet sich immer.

Wie bereits angedeutet, soll das Hauptgewicht in der Ernährung auf den Vormittag verlegt werden. Mein Vorschlag betrifft eine Kostform, die dem tageszeitlichen Stoffwechselablauf besser gerecht wird. Dabei braucht man kaum auf etwas zu verzichten.

Unsere Nahrung setzt sich hauptsächlich aus Eiweiß, Fetten und Kohlehydraten zusammen. Dazu kommen die genauso wichtigen Spurenelemente wie Vitamine, Auxine, Mineralien und andere feinstoffliche Bestandteile. Diese sind nur in vollwertigen, möglichst natürlichen Nahrungsmitteln enthalten (Vollwertkost). Alle diese Stoffe sind jedoch nicht zu jeder Tageszeit gleich gut verträglich.

Zur Zeit der aufgehenden Sonne, also vormittags, werden Eiweiß und Fette besser vertragen. Deshalb sollte Ihre Empfehlung für das Frühstück eine Mahlzeit aus diesen Stoffen beinhalten. Fette und Eiweiß werden um diese Zeit vom Organismus besser in ihre energiebringenden Spaltprodukte umgesetzt. An Kohlehydraten sollte zum Frühstück lediglich etwas Vollkornbrot erlaubt sein. Sinngemäß auf alle Eiweißprodukte trifft der Spruch zu: „Käse ist morgens eine Lust und abends eine Last." Wichtig ist auch, daß die Eiweißsorten nicht untereinander gemischt werden. Also nicht Fisch zum Käse oder Käse zum Fleisch, sondern entweder Fisch oder Käse usw.

Wichtig ist lediglich, daß das Frühstück reichlich ausfällt und in Ruhe zu sich genommen wird. „Ein Frühstück in Hast, bringt tagsüber Last."
(Morgens wie ein König...)

Für den Mittagstisch hat sich in meiner Praxis in ganz hervorragender Weise die Empfehlung nach dem Buch „Leicht bekömmliche biologische Küche" von Dipl.-Diät-Küchenmeister PETER MAYR bewährt. Viele der dort veröffentlichten Rezepte sind in Zusammenarbeit mit DR. RAUCH entstanden. Die Gerichte sind außerordentlich schmackhaft, ausgewogen im Nährwertgehalt und abwechslungsreich. Zudem sind sie selbstverständlich kalorienreduziert. Ihre Patienten werden Ihnen für diese Empfehlung gewiß dankbar sein. Das Buch ist im Haug-Verlag Heidelberg, erschienen. **(...mittags wie ein Bürger...)**

Zwischen den Mahlzeiten sollen mindestens 4 Stunden Pause liegen, da der Organismus diese Zeit benötigt, um die Verdauungsvorgänge restlos abzuschließen. Nachmittags sollte eine Tasse Tee genügen. Keine Süßigkeiten!

Wenn wir davon ausgehen, daß täglich nicht mehr als etwa 800 bis 1000 Kalorien im Speiseplan enthalten sein sollen, bleibt uns für das Abendessen ohnehin nicht mehr viel übrig. 2 bis 3 Pellkartoffeln mit etwas Quark z. B. müßten ausreichen. Abends kein Obst und keine gärungsfreudigen Speisen. Salat ist wichtig, aber nur mittags, und zwar immer vor dem Mittagessen.

Ein guter Salat sollte zu 50% über und zu 50% unter der Erde entstammen. Merke **(...abends wie ein Bettler.)**

Ganz wichtig ist, daß während der Gewichtsreduktion sehr viel getrunken wird, denn die Nieren als wichtigstes Ausscheidungsorgan wollen „schwimmen". Täglich sollen es mindestens 2–3 Liter sein, jedoch sind alkoholische und zuckerhaltige Getränke streng verboten. Auch mit der Milch soll sich der Patient zurückhalten, da bei vielen Patienten (besonders älteren Menschen) das wichtige Enzym Laktase fehlt. Sie vertragen daher Milchprodukte nicht gut und bekommen starke Blähungen. Ursache ist die Wasserstoffproduktion durch die bakterielle Vergärung von Laktose.

Man spricht von 70% der Weltbevölkerung, denen das Enzym Laktase fehlt. Trotzdem glauben immer noch viele Behandler, samt ihren Patienten, daß die Milch leicht verdaulich und damit auch für ältere Menschen sehr bekömmlich, ja besonders wertvoll sei.

Diese Meinung und der nach dem Krieg enorm angestiegene Milchverbrauch entspringen nach Expertenmeinung wohl bevorzugt kommerziellen Interessen.

Die Milch der Kühe ist ja von Natur aus nicht für den Menschen vorgesehen. Sie diente hauptsächlich den Kälbern, die schnell zu Kräften kommen sollten.

Nach einer amerikanischen Studie aus dem Jahre 1974 enthält die Milch der Kühe erhebliche Anteile weiblicher Wachstumshormone, und man schließt daraus – möglicherweise nicht zu Unrecht –, daß die Tatsache der rapiden Zunahme der durchschnittlichen Körpergröße mit dem gesteigerten Milchkonsum zusammenhängen könnte.

Milch enthält auch wenig Magnesium, so daß das in der Milch enthaltene Kalzium kaum resorbiert werden kann. Man sollte daher Patienten, die Milch gut vertragen können, zumindest raten, zusätzlich Magnesium als Antagonist einzunehmen.

Empfehlung: morgens und abends 1 Kapsel Magnesium-plus-Hevert.

Ganz entgegengesetzt verhält es sich mit den milchsauren Produkten, wobei solche mit rechtsdrehender Milchsäure vorzuziehen sind. Hier darf man also der Milch auch einmal ein Loblied singen. Ein Glas Sauermilch zum Frühstück ist eine Erfrischung für den ganzen Tag.

Bei Diarrhoe und besonders Dysbakterie, die ja bei Adipositas neben der Obstipation häufig im Spiel sind, kann Joghurt (Bioghurt) ganz hervorragende Dienste leisten. Joghurt hemmt auf der einen Seite das Wachstum der schädlichen Fäulnisbakterien, fördert aber auf der anderen Seite die wichtigen Darmbakterien, die die B-Vitamine erzeugen.

Empfehlenswert ist ein gut gemischter Kräutertee, den man möglicherweise selbst rezeptiert (das macht immer einen guten Eindruck), oder ein kohlensäure- und natriumarmes Mineralwasser. Für das Frühstück empfehle ich einen besonders stoffwechselanregenden Tee, der auch für die Giftausscheidung und die Gewichtsreduzierung von Bedeutung ist.

Rezeptiert Sie wie folgt:

RP

Herba Urticae	20
Flor. Sambucus nigra	20
Flor. Pruni spinosae	20
Herba Betula	40

M.f.spec.
DS 1 Essl. auf 1 gr. Tasse; gut warm, mit etwas
Honig
gesüßt, schluckweise zum Frühstück trinken.

Man erlebt es jeden Tag wieder, daß Patientinnen jeden Eid schwören, „fast gar nichts zu essen“, und trotzdem immer fülliger werden. Manchmal stimmt das sogar. In solchen Fällen sollte man zunächst einmal nach den Trinkgewohnheiten fragen. Spöttisch-ungläubiges Hochziehen der Augenbrauen bringt uns keinesfalls weiter.

In meiner Praxis hatten wir einmal eine sehr gewichtige Amerikanerin zu behandeln, die auch behauptete, daß sie weniger esse als ihr 4jähriges Kind. Es stellte sich dann bei der Frage nach den Getränken heraus, daß sie „nur“ etwa 20 Flaschen Coca Cola täglich trank. Kohlensäurehaltige Getränke müssen vermieden werden, weil die Kohlensäure sehr oft für starke Blähungen und damit einhergehende Beschwerden verantwortlich ist.

Auch auf eine geregelte Darmfunktion muß geachtet werden. Adipöse Menschen leiden oft an jahrelang bestehender Obstipation. Bei der Gewichtsreduktion und Behandlung der die Adipositas begleitenden Stoffwechselerkrankungen spielt die Ableitung über den Darm eine herausragende Rolle. Neben einer schlackenreichen Diät empfehle ich, zumindest im Anfang der Behandlung, meinen Patienten gerne, frühmorgens nüchtern 1 Glas warmes Wasser mit einem leicht gehäuften Teelöffel Magnesium sulf. (Bittersalz).

Das Bittersalz greift den Darm nicht an, sondern reinigt ihn auf milde Art von den Stoffwechselschlacken. Wie wichtig gerade für den adipösen Menschen eine geregelte Darmfunktion (Schlackenausscheidung) ist, mag man daran erkennen, daß Giftstoffe und Schlackenablagerungen zu Fettgewebsgelosen, Muskelrheumatismus, Spondylosis, Arthrosen und Arthropathien, Organdegenerationen z. B. des Herzens, der Leber, der Nieren usw., Arterienverkalkung, besonders in kleinen Gefäßen, und damit zur Angina pectoris und zum Herzinfarkt führen können.

Auch Akne und andere Hautkrankheiten sind oft auf einen schlecht funktionierenden Darm zurückzuführen. Dr. MAYR sagt dazu: „Die Gifte im Darm sind es nachweisbar, die den Menschen krank, vorzeitig alt und häßlich machen." Der Volksmund sagt es noch einfacher: „Der Tod sitzt im Darm!"

Bei den oben erwähnten Erkrankungen handelt es sich zumeist um Übersäuerungsdefekte des Organismus. Da tut ein „basischer" Tee gute Dienste, den ich seit Jahren wie folgt rezeptiere:

RP

Fol. Melissae
Herb. Anserinae
Fruct. Foeniculi
Herb. Hyperici
Flor. Tiliae

aa ad 100 g
M.f.spec.
DS 1 Teel. auf 1 Tasse,
15 Min. ziehen lassen.

Diesen Tee kann man evtl. mit etwas Honig süßen (wirkungsvoller aber ungesüßt) und etwa 1 l über den Tag verteilt trinken. Im Sommer auch kalt als Erfrischungsgetränk sehr willkommen.

Wie ich bereits andeutete, gibt es tatsächlich Fälle, in denen die Patienten (es handelt sich zu mehr als 90% um Frauen) sehr wenig essen, keine verbotenen Getränke zu sich nehmen und trotzdem laufend zunehmen.

Meistens handelt es sich hier um eine Verschiebung der hormonellen Verhältnisse, was abgeklärt werden muß. Im Kapitel „Behandlung" kommen wir darauf noch einmal zurück. Aber ohne Behandlung des

Grundleidens ist in solchen Fällen eine wirksame Gewichtsreduzierung nicht zu erreichen.

Zu den Fastenkuren liegt mir noch eine Bemerkung am Herzen:
Sie dienen beileibe nicht nur der Gewichtsreduzierung. Ja ich glaube sogar, daß dies nur ein sehr günstiger „Nebeneffekt" ist. Fasten dient in erster Linie der Ausheilung von Krankheiten. Ich habe in einem MAYR-Sanatorium sogar Frauen mit Anorexia erlebt, die durch Heilfasten wieder gesund wurden.

Die hochgradige Angst vor Gewichtszunahme hat in den letzten 30 Jahren, besonders bei jungen Frauen zwischen 20 und 30 Jahren, zu einer Erkrankung geführt, die in der ersten Hälfte dieses Jahrhunderts fast unbekannt war. Ich meine die Bulimie.

Mode, Schlankheitsideale und Erfolgsdruck in unserer modernen Leistungsgesellschaft führen bei diesen Frauen durch erzwungene und oft unproportionale Gewichtsabsenkung, intermittierendes Fasten, Diätmißbrauch, selbstinduziertes Erbrechen und Laxantienabusus zu ernsten Folgen.

Bulimische Eßstörungen können zu Entzündungen der Speiseröhre und des Mundraumes, zu Störungen im Säure-Basen-Gleichgewicht und zu Elektrolyt-Verlusten, wie erniedrigtem Kaliumspiegel im Blut, führen. Daraus resultieren dann Herzrhythmus- und Nierenfunktionsstörungen. Auch Zyklusstörungen sind in diesem Zusammenhang nicht selten.

Die Funktionen bestimmter Transmittersubstanzen im Gehirn werden ungünstig beeinflußt, so daß durch einen Mangel zum Beispiel an Serotonin einerseits Heißhunger, andererseits depressive Verstimmungen ausgelöst werden können. Oftmals sind Bulimie-Kranke suizidgefährdet!

So darf also die hohe Kunst des Fastens auf keinen Fall aufgefaßt werden. Fastenkuren gehören nun einmal in die Hand des Therapeuten und nicht in Wochenzeitschriften. Nur unter fachkundiger Anleitung können sie der Gesundheit des Patienten dienlich sein.

Ich meine damit auch, daß sich der Behandler zunächst selbst gründlich informiert oder, bei entsprechender Indikation, an sich persönlich eine Fastenkur durchführt.

Nach Prof. PUDEL begünstigen ernährungsbedingte Risikofaktoren Krankheiten, deren Folgekosten auf über 40 Milliarden Mark jährlich geschätzt werden. Es ist daher sehr wichtig und volkswirtschaftlich vernünftig, den adipösen Patienten konsequent auf die Bedeutung **gesunder** Ernährung hinzuweisen.

Abschließend noch ein Wort zum Fettkonsum: Unsere Ernährung sollte durchschnittlich ca. 30% Fett enthalten, wobei die mehrfach ungesättigten Fettsäuren eine große Rolle spielen.

Die nachfolgende Grafik zeigt die Fettsäurenzusammensetzung der wichtigsten Nahrungsfette tierischen und pflanzlichen Ursprungs.

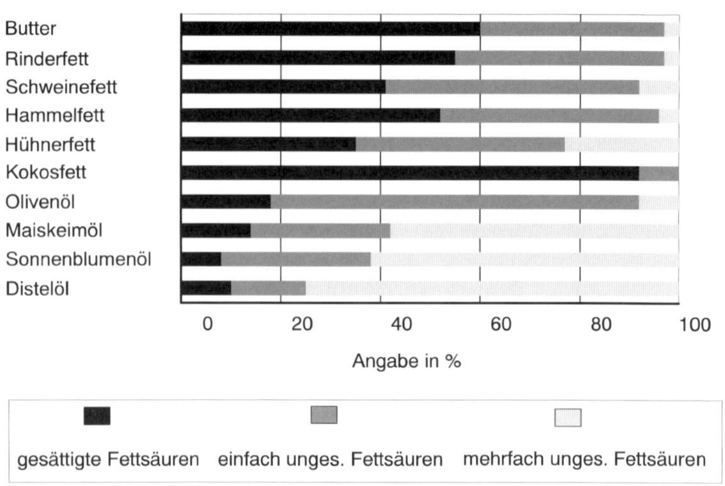

Es ergibt sich daraus, daß die pflanzlichen Fette – ausgenommen Kokosfett und Olivenöl – hinsichtlich der mehrfach ungesättigten Fettsäuren überlegen sind.

Den höchsten Anteil an mehrfach ungesättigten Fettsäuren bietet das Distelöl. Es wird durch Kaltpressung aus dem Samen der Färberdistel gewonnen. Die ab und zu kolportierte Meinung, daß Distelöl leberschädigend sei, konnte lt. Prof. Dr. R. F. WEISS (ÄRZTLICHE PRAXIS vom 7. 2. 87, Seite 267) bisher von keiner Seite wissenschaftlich belegt werden.

Zusammenfassend kann man sagen, daß die Behandlung der ADIPOSITAS in ihrer Gesamtheit eine zwar aufwendige, zeitraubende, aber sehr dankbare Aufgabe ist, die nicht nur unseren Patienten, sondern auch uns selbst immer wieder beglückende Erfolgserlebnisse bringt.

Drogen – ein unlösbares Problem?

Der Berliner Psychiater Prof. WOLFRAM KEUP stellte auf dem IV. Bad Nauheimer Gespräch über die Behandlung der Drogenabhängigen, 1979, eine düstere Prognose. Er meinte, daß die Drogenszene in wenigen Jahren der von New York gleichen würde. Durch den Verfall des Dollars habe für die internationalen Dealer-Organisationen der Markt der Bundesrepublik zunehmend an Interesse gewonnen. Er sagte damals voraus, daß die Zahl der Dorgensüchtigen nach prospekiven Berechungen um das dreifache ansteigen werde.

Es wurde auch moniert, daß amtlicherseits der Öffentlichkeit vorgetäuscht werde, der Höhepunkt des Drogenmißbrauchs sei bereits überschritten. Man wollte es sich einfach nicht vorstellen, daß eine Drogenwelle amerikanischen Ausmaßes die Bundesrepublik überrollen könnte.

Inzwischen weiß man, daß diese Voraussagen durchaus nicht zu pessimistisch waren.

Das Bedauerliche an diesem Problem, von dem 1980 etwa 40000 bis 50000 Menschen in der Bundesrepublik betroffen waren (genaue Zahlen sind wegen der hohen Dunkelziffern wohl kaum zu erfassen), ist, daß es einheitliche Therapiekonzepte nicht gibt.

Der Therapeut, der eine Behandlung wagt, muß über entsprechende Kenntnisse verfügen und ausreichend Zeit haben, er muß gut zuhören und fachkundigen Rat erteilen können. Bei den meist jungen Menschen sollte der Versuch einer Behandlung durch Güte und Offenheit, aber auch durch sanfte Härte bestimmt sein. Zu große Toleranz wäre hier fehl am Platze und könnte sich durchaus nachteilig auswirken. Es fehlt dem Süchtigen ja zumeist am Willen, gesund zu werden. Dies gilt es zunächst zu erkennen und den fehlenden Willen so lange zu substituieren, bis der Kranke wieder auf eigenen Füßen stehen kann.

Der Behandler muß vor allen Dingen in der Lage sein, die Motivation zum Drogenentzug zu erkennen und zu wecken. Man muß auch zur Kenntnis nehmen, daß Drogensüchtige ihre Behandler nach Strich und Faden belügen. Dies wirkt sich ganz besonders in der ärztlichen Praxis aus, um an sogenannte „Überbrückungshilfen" heranzukommen, die dann jedoch zu 99 Prozent aller Fälle sofort wieder in der Szene verschwinden. Sie werden zu Geld gemacht oder gegen „Stoff" eingetauscht.

Dies ist auch einer der Gründe, daß Drogensüchtige zunächst bevorzugt ärztliche Praxen aufsuchen. Allerdings sind das zu 90 Prozent Scheinmanöver und führen wohl auch selten zu einer echten Therapie.

Nur in verschwindend wenigen Fällen suchen Drogenabhängige die Schuld bei sich selbst. In der Regel werden Familie und Umwelt dafür verantwortlich gemacht. **Hier** muß psychotherapeutisch angesetzt werden, um eine Nachreifung der labilen Persönlichkeit zu fördern. Allerdings sollte man zunächst feststellen, auf welcher Stufe der Drogenkarriere sich der Patient befindet. Ist erst einmal eine der obersten Stufen erreicht, sind die Therapiechancen in der Regel gleich Null. Damit sinken natürlich auch die Lebenserwartungen rapide ab. Nach der Statistik haben z. B. Heroinfixer zu Beginn des Abusus noch eine Lebenserwartung von zehn Jahren, aber was ist das für ein Leben.

Daraus müssen wir leider erkennen, daß es ein fast unmögliches und oft auch äußerst undankbares Beginnen ist, hier helfend eingreifen zu wollen. Allen Drogenabhängigen gemeinsam ist die defizitäre Sozialisation; kennzeichnend ist die Deprivation und psychische Verwahrlosung. Es kann nach meiner Meinung daher nur – wenn überhaupt – mit einem engmaschigen Netz verschiedenster Behandlungseinrichtungen von den Kliniken bis hin zu den Wohngemeinschaften gelingen, die Patienten auf ein normales Leben vorzubereiten. Bedauerlicherweise bestehen wenig Neigung und Möglichkeiten, auch Heilpraktiker in ein solches Therapiekonzept einzubeziehen.

Für die ambulante Praxis ganz allgemein bleibt nur in der Vorbereitungsphase Raum für eine Behandlung, die noch einigermaßen einen Erfolg verspricht.

Wir werden, schon von der Natur der Sache her, in unseren Praxen mit diesem Problem nicht sehr oft konfrontiert.

Zu Zeiten der Einstiegsdroge Haschisch war das noch etwas anders. Heute werden jedoch schon viel härtere und gefährlichere Mittel als Einstiegsdrogen benützt, die leider auch viel schneller total abhängig machen. Die skrupel- und gewissenlosen Dealer lassen sich immer neue Ungeheuerlichkeiten einfallen, um das „Geschäft" zu beleben.

In den wenigen Fällen, die in meiner Praxis zur Behandlung anstanden, habe ich neben einer sehr zeitaufwendigen Psychotherapie die Akupunkturbehandlung nach dem Raucherkonzept durchgeführt und zusätzlich die Punkte NN, Subcortex und Hirnstamm (siehe Tafel 14) gegeben. Von der Raucherkombination kann man die Punkte 3 und 9 bis 13 dafür weglassen.

In zwei Fällen (ein Gastwirtssohn und ein Student) hatten wir Erfolg, der auch angehalten hat, drei Patienten sind rückfällig geworden, von denen einer inzwischen verstorben ist. Es gab auch noch zwei oder drei junge Männer, die nach den ersten Behandlungen nicht mehr erschienen und nach Auskunft der Angehörigen wieder in der Szene untergetaucht waren.

---

* Hevert-Arzneimittel, Eckweilerstraße 10–12, 6553 Sobernheim

Es wäre nicht korrekt, anhand dieser wenigen Fälle Erfahrungswerte angeben zu wollen. Solange sich die Patienten noch mit leichteren Einstiegsdrogen befassen, lohnt ein Versuch auf jeden Fall. An Medikamenten bieten sich einige Beruhigungspräparate und Mittel gegen Depressionen an. Die Auswahl kann dem Behandler nach seinen eigenen Erfahrungen überlassen bleiben. Ich verordne in solchen Fällen gerne die „Valeriana forte“-Beruhigungskapseln von Hevert*. In besonders schweren Fällen morgens und abends 3, ansonsten 2 Kapseln.

Wenn Sie auf diese Weise auch nur ein einziges Menschenleben retten könnten, dann hätte sich Ihr Einsatz tausendfach gelohnt!

Nur Mut!

2. Teil:
Therapieanleitung

Die Suchtpunkte

GESUNDHEIT IST NICHT ALLES,
ABER OHNE GESUNDHEIT IST ALLES NICHTS.
Arthur Schopenhauer, 1788–1860

Da die „Suchtpunkte“ an Kopf und Ohr nur in wenigen Ausnahmen mit den bereits bekannten Akupunkturpunkten übereinstimmen, habe ich die von mir verwendeten Punkte neu numeriert und topographisch festgelegt.

Dies hatte bei meinen Kursen und Vorträgen im Anfang verschiedentlich Verwirrung ausgelöst, denn es gab ja schon eine Reihe von Topographien, die alle ernstgenommen werden wollten.

Nachdem ich aber bei meinen Bemühungen auch besonders die Behandler im Auge hatte, die sonst keine Aurikulotherapie betreiben, blieb ich bei meinem Schema. Heute kann ich mit Genugtuung feststellen, daß es sich hervorragend bewährt hat. Behandler, die ansonsten die Akupunktur nicht in ihrem Programm haben, können trotzdem Sucht-Therapie mit Akupunktur betreiben und müssen sich nicht mit unnötigem Ballast herumschlagen, zumal auch das benötigte Instrumentarium relativ preiswert ist.

Ich darf zu meiner Freude allerdings feststellen, daß so mancher Kollege durch diese Therapie und die dabei erlebten Erfolge bei der Stange geblieben ist und heute auch bei anderen Beschwerden akupunktiert.

Der bereits geübte Akupunkteur oder Aurikulo-Therapeut wird schon von der topographischen Lage her den Punkt schnell und einwandfrei identifizieren können. Eine Vermischung bekannter Topographien mit meinen „Suchtpunkten“ hätte sicher zu einem erschwerenden „Durcheinander“ geführt.

Hervorragend sind in der Suchtbehandlung mit Ohrakupunktur vor allen Dingen die Punkte der Helix, von denen man bisher nicht so recht wußte, wohin sie einzuordnen waren. KÖNIG/WANCURA verzeichnen diese Punkte unter der Nummer 72/1–6, ohne eigene Erfahrungen dazu mitteilen zu können.

KROPEJ beschreibt in seinem Buch „Systematik der Ohrakupunktur" die Projektion der somatosensiblen Rückenmarksfasern auf der Helix. Die Projektionsfelder befinden sich genau zwischen den von mir bevorzugten Punkten 8 bis 14.

Die chinesische Version spricht diesen Punkten eine Steigerung der Verteidigungsenergie im Körper zu. Allgemein werden sie jedoch als Orientierungspunkte bezeichnet, nach denen sich das Ohr in 16 Felder einteilen läßt.

Die Festlegung dieser Punkte als Suchtpunkte hält der Verfasser für eine reale Möglichkeit einer Erklärung. Die außerordentliche Wirkung gerade dieser Punkte konnte ja auch inzwischen hinreichend bewiesen werden. Bei der Suche nach einer wirksamen Punktkombination für die Sucht-Therapie habe ich mich seiner Zeit ganz bewußt nicht an bereits bekannte Schemata gehalten. Es waren auch damals schon Punkte gegen Suchtgefahren bekannt, aber es gab keine Möglichkeit, z. B. beim Nikotinabusus mit einer einzigen Behandlung Abhilfe zu schaffen.

Die nachfolgenden Tafeln sollen Ihnen einen Überblick über Anatomie und gängige Topographien in der Aurikulo-Therapie verschaffen.

Im Anschluß an die Tafel fünf finden Sie eine Auflistung der heute allgemein gültigen Akupunkturpunkte am Ohr, wie sie auch von KÖNIG/WANCURA und WERTSCH/SCHRECKE vertreten werden. Diese Punkte stimmen insgesamt mit der chinesischen Topographie überein, die jedoch Behandlungsareale vertritt.

Man sollte daher auch immer den Punkt der Topographie nur als Orientierungshilfe betrachten. Die millimetergenaue Lage stellt man mit dem Punktsuchgerät fest (Pointoselect).

Sie haben damit Gelegenheit, auch selbst noch Punkte in Ihre Behandlung miteinzubeziehen, falls dies einmal nötig wäre.

Anhand der Tafeln 2, 3, 6, 7, 8, 9 und 10 wird die Behandlung der einzelnen Suchtarten erklärt.

Tafel 1: Die Anatomie des Ohres

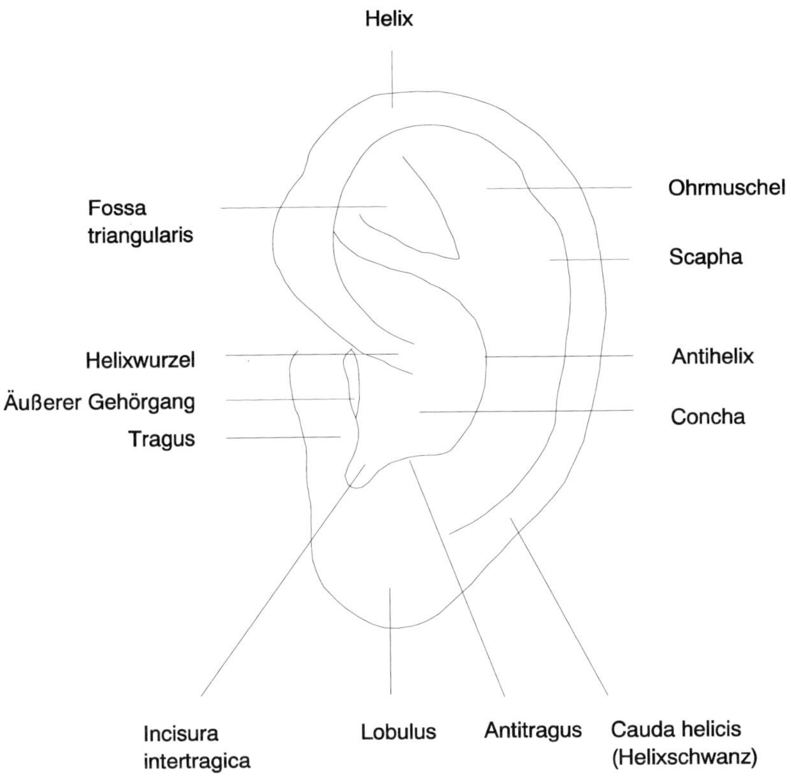

Tafel 2: Kopfpunkte der Sucht-Therapie

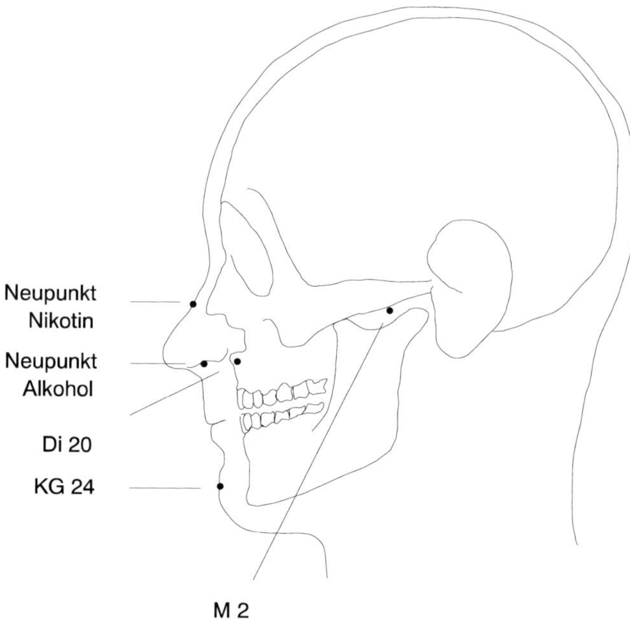

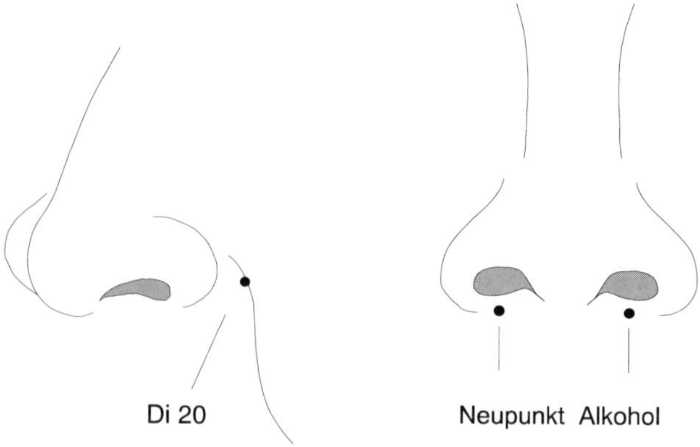

Die Kopfpunkte

Die Kopfpunkte werden immer zu Anfang der Behandlung gestochen.

Pkt. Nr.	Lage
KG 24	in der Mitte des Kinngrübchens od. Sulcus mentolabialis
Di 20	am kranialen Ende der Nasolabialfalte
M 2	am kaudalen Rand des Processus Zygomaticus, etwa in der Mitte desselben

Die Neupunkte

Raucherentwöhnung:

N-Pkt zwischen Tou-Mo (GG) 24 und 25 am Dorsum Nasi, im oberen Drittel des Nasenrückens.

Alkoholabusus:

N-Pkt in der Mitte der Nasenlochunterkante (bilateral stechen)

Tafel 3: Ohrpunkte der Sucht-Therapie

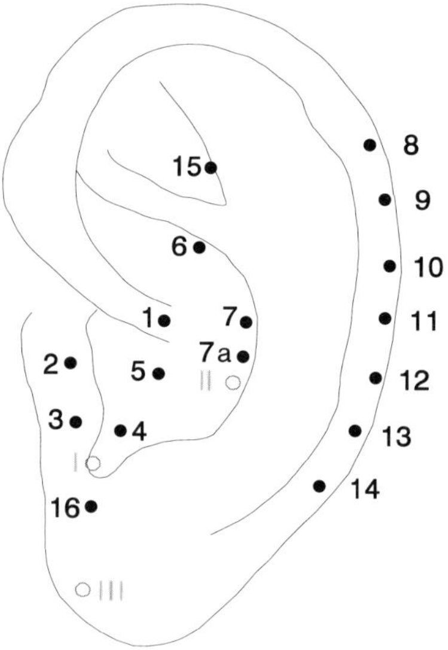

Lagebeschreibung der Suchtpunkte nach JEDICKE

Suchtpunkte	Lage
1	am Beginn des Crus helicis O-Punkt nach NOGIER
2	in der kranialen Hälfte der Traguswurzel (Durst)
3	in der kaudalen Hälfte der Traguswurzel (Hunger)
4	am kaudalen Hinterrand des Gehörganges
5	etwas lateral/kranial vom Mittelpunkt der Concha inferior
6	in der Mitte der Concha superior
7	in der Tiefe der Concha superior gegenüber dem Punkt 1
7a	in der Concha superior unterhalb Punkt 7
8 bis 14	die prominenten Suchtpunkte am äußeren, oberen Helixrand zwischen Tuberculum Darwinii und kranial/lateraler Begrenzung des Lobulus auriculae
15	am Crus superius, Begrenzung der Fossa triangularis
16	am medialen Rand im oberen Drittel des Lobulus auriculae

Die Ersatzpunkte

Die Ersatzpunkte sind mit einem gepunkteten Kreis gezeichnet; E-Punkte werden nur in besonderen Fällen benötigt.

E-Pkt. Nr.	Lage
I	am kaudalen Ende des Tragus am Übergang in die Incisura intertragica, wird bei Hochdruck-Patienten benötigt (Hypertonikerpunkt)
II	in der Tiefe der Concha superior nahe d. Antihelix (Milz)
III	am medialen Rand im unteren Drittel des Lobulus auriculae (entspricht dem Punkt OMEGA nach NOGIER); ist bei sehr nervösen Patienten indiziert

Tafel 4: Vergleich der Suchtpunkte nach JEDICKE mit der Topographie von KÖNIG/WANCURA

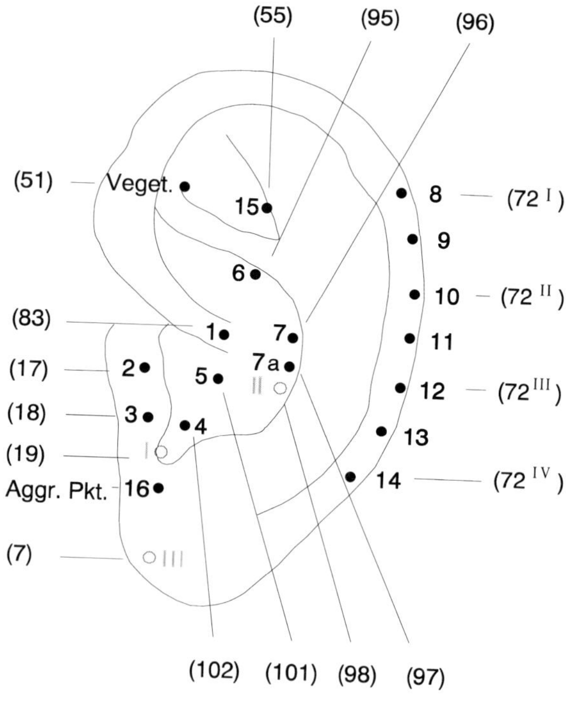

Topographische Bezeichnung der Suchtpunkte nach JEDICKE in Beziehung gesetzt zur Topographie von KÖNIG / WANCURA

Die Akupunkturpunkte nach KÖNIG / WANCURA werden in Klammern angegeben.

Tafel 5: Die chinesischen Akupunkturpunkte nach KÖNIG/WANCURA

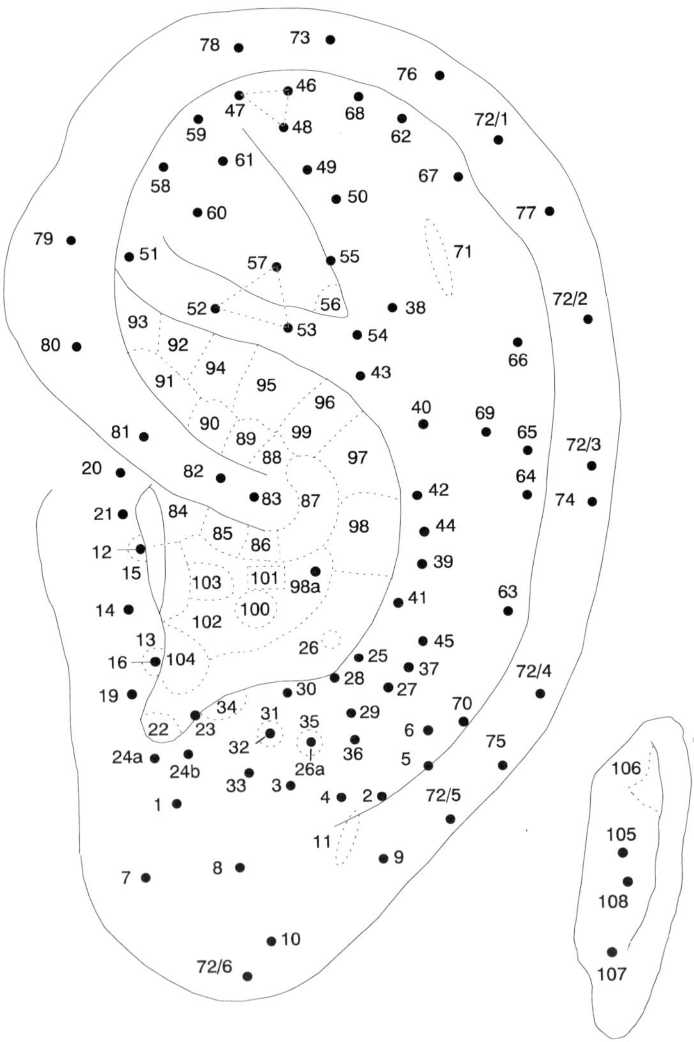

Nr.	Bezeichnung	Indikation	Lage
1	Narkosepunkt bei Zahnextraktionen	Analgesiepunkt bei Zahnextraktionen (muß stimuliert werden)	Lobulus
2	Gaumen	Trigeminusneuralgie, Zahnschmerz	Lobulus
3	Mundboden	Trigeminusneuralgie, Zahnschmerz	Lobulus
4	Zunge	Tonsillitis, Pharyngitis, Stomatitis, Zahnschmerz	Lobulus
5	Maxilla	Tonsillitis, Pharyngitis, Stomatitis, Trigeminusneuralgie	Lobulus
6	Mandibula	Zahnschmerz, Stomatitis, Trigeminusneuralgie – Zusatzpunkt	Lobulus
7	Narkosepunkt bei Zahnextraktionen	Analgesiepunkt bei Zahnextraktionen (muß stimuliert werden)	Lobulus
8	Auge	Konjunktivitis, Hordeolum. Zusatztherapie bei Blepharitis, Glaukom, Opticusatrophie	Lobulus
9	Innenohr	M. Meniére, Schwindel, Schwerhörigkeit, Tinnitus	Lobulus
10	Mandel IV	Erkrankungen der Tonsillen, Beipunkt zur Tonsillektomie	Lobulus
11	Wange	Trigeminusneuralgie, Facialisparese, Tic, Gesichtsfurunkel	Lobulus

Nr.	Bezeichnung	Indikation	Lage
12	Tragusgipfel	Entzündungshemmender und schmerzlindernder Punkt	Tragus
13	Nebennieren	Allgemein roborierend, fiebersenkend, blutdruckregulierend, Verwendung bei Schock, Gelenkerkrankungen, Neuralgien, Paresen	Tragus
14	Äußere Nase	Entzündungen der äußeren Nase, Rinophyma	Tragus
15	Larynx – Pharynx	Erkrankungen an Larynx und Pharynx, Sinusitis, Uvula-Ödeme, Tonsillitis	Tragusinnenseite, obere Hälfte
16	Innere Nase	Sinusitis, Ozeana, Rhinitis	Tragusinnenseite, untere Hälfte
19	Hochdruckpunkt	Hypertonie	Tragus
20	Außenohr	Entzündungen am äußeren Ohr, Schwerhörigkeit, Tinnitus	Tragus
21	Herzpunkt	Unterstützend bei Arrhythmien	Tragus
22	Endocrinum	Endokrine Störungen, Dysmenorrhoe, Amenorrhoe, Fluor, Pruritus, Allergien und Hauterkrankungen, Asthma. Akne bronchiale, entzündungshemmend bei Affektionen des Atmungs- und Respirationstraktes	Im Grund der Incisura intertragica
23	Ovar	Weibliche Sexualfunktionsstörungen, Frigidität	Im Grund der Incisura intertragica

Nr.	Bezeichnung	Indikation	Lage
24a	Auge I	Nicht entzündliche Augenerkrankungen	Lobulus, etwas unterhalb der Incisura intertragica
24b	Auge II	Nicht entzündliche Augenerkrankungen	Etwas unterhalb der Incisura intertragica
25	Hirnstamm	Alle neurologischen Erkrankungen, meningeale Reizzustände und psychische Veränderungen; Entwicklungsstörungen der Kinder	Antitragus
26	Zahnschmerzpunkt	Zahnschmerzen	Antitragusinnenseite
26a	Gehirnpunkt	Allgemeiner Analgesiepunkt	Antitragusinnenseite. Entspricht nach außen projiziert Punkt 35
29	Polster	Schmerzstillender Punkt. Kopfschmerz, Kollapsneigung, Schwindel, Hypotonie, Neurasthenie, Asthma und entzündliche Erkrankungen des Respirationstraktes	Antitragus
30	Parotis	Juckreiz, Parotitis	Antitragus

Nr.	Bezeichnung	Indikation	Lage
31	Asthma	Asthma, Tussis, Juckreiz, Reizhusten	Antitragus
32	Hoden	Orchitis, Impotenz	Antitragusseite, entspricht nach außen projiziert Punkt 31
33	Stirn	Stirnkopfschmerz, Sinusitis, Rhinitis, Schwindel	Antitragus
34	Graue Substanz	Allgemein entzündungshemmend, schmerzstillend, beruhigend, kreislaufregulierend	Antitragusinnenseite
35	Sonne	Migräne, Kopfschmerzen, Schwindel, Schlafstörungen, Augenerkrankungen	Antitragus
36	Kopfscheitel	Scheitelkopfschmerz	Antitragus
37	Halswirbelsäule	Schmerzen und Erkrankungen im Bereich der HWS	Antihelix
38	Kreuz- und Steißbeinwirbel	Schmerzen an Kreuz- und Steißbein	Antihelix
39	Brustwirbelsäule	Schmerzen im Bereich der BWS	Antihelix
40	Lendenwirbelsäule	Schmerzen im Lumbalbereich	Antihelix
41	Hals	Schmerzen und Erkrankungen im Halsbereich	Antihelix
42	Thorax	Schmerzen im Thoraxbereich	Antihelix

Nr.	Bezeichnung	Indikation	Lage
43	Abdomen	Spasmen des Abdomens, Gastroduodenitis, Meteorismus	Antihelix
44	Mamma	Mastitis	Antihelix
45	Thyreoidea (Schilddrüse)	Hyper- und Hypothyreose	Antihelix
46	Zehe	Schmerzen und Erkrankungen im Zehenbereich	Crus superius
47	Ferse	Schmerzen und Erkrankungen im Fersenbereich	Crus superius
48	Knöchel	Schmerzen und Erkrankungen im Knöchelbereich	Crus superius
49	Kniegelenk	Schmerzen und Erkrankungen im Kniebereich	Crus superius
50	Hüftgelenk	Schmerzen und Erkrankungen der Hüftgelenke	Crus superius
51	Vegetativum	Wichtigster Punkt bei allen vegetativ bedingten Erkrankungen. Neurogene Erkrankungen des Magen-Darm-Traktes. Kollaps, Blutdruckanomalien, Cor nervosum, Herzrhythmusstörungen, Amenorrhoe, Dysmenorrhoe	Crus inferius
52	Nervus ischiadicus	Ischiaserkrankungen	Crus inferius
53	Gesäß	Schmerzen im Bereich des Gesäßes	Crus inferius
54	Lendenschmerzpunkt	Schmerzen und Erkrankungen im Lendenbereich	Crus inferius

Nr.	Bezeichnung	Indikation	Lage
55	Tor der Götter (shen men)	Wichtiger Punkt der Ohrakupunktur. Entzündungshemmung, Schmerzstillung, Beruhigung, Analgesiepunkt	Fossa triangularis
56	Lende	Lendenbereich, schmerzlindernd. Hilfspunkt bei Analgesie	Spitze der Fossa triangularis
57	Hüfte	Schmerzen und Erkrankungen der Hüfte	Fossa triangularis
58	Uterus	Gynäkologische Erkrankungen	Fossa triangularis
59	Blutdrucksenkender Punkt	Hypertonie, Schwindel	Fossa triangularis
60	Dyspnoe	Asthma bronchiale, Bronchitis	Fossa triangularis
61	Hepatitispunkt	Lebererkrankungen	Fossa triangularis
62	Finger	Erkrankungen der Finger und Gelenke	Höchster Punkt der Scapha
63	Clavicula	Schmerzen und Veränderungen im Bereich der Clavicula	Scapha
64	Schultergelenk	Schmerzen und Erkrankungen der Schultergelenke	Scapha
65	Schulter	Entzündungen und schmerzhafte Bewegungseinschränkungen der Schulter (Schulter/Arm-Syndrom)	Scapha

Nr.	Bezeichnung	Indikation	Lage
66	Ellbogen	Schmerzen und Erkrankungen der Ellbogen	Scapha
67	Handwurzel	Schmerzen und Entzündungen im Bereich der Handwurzel	Scapha
68	Appendix I	Appendicitis, Analgesiepunkt bei Appendektomie	Scapha
69	Appendix II	Appendicitis, Analgesiepunkt bei Appendektomie	Scapha
70	Appendix III	Appendicitis, Analgesiepunkt bei Appendektomie	Scapha
71	Urticaria-Bezirk	Urtikaria, Juckreiz	Scapha
72/1 bis 72/6	Helix I–VI	Orientierungspunkte	Helix
73	Mandel I	Erkrankungen der Tonsillen	Helix
74	Mandel II	Erkrankungen der Tonsillen	Helix
75	Mandel III	Erkrankungen der Tonsillen	Helix
76	Leber I	Hepatopathien	Helix
77	Leber II	Hepatopathien	Helix
78	Ohrspitze	Allgemeine Beruhigung, Schmerzstillung, Hordeolum	Helix
79	Äußere Genitalien	Orchitis, Ejaculatio praecox, Harnretention, Impotenz, Zusatzpunkt bei Migräne	Helix
80	Urethra	Harnwegsinfekte, Anurie	Helix
81	Rektum	Obstipation, Hämorrhoidalbeschwerden	Helix

Nr.	Bezeichnung	Indikation	Lage
82	Zwerchfell	Blutstillung, Dysmenorrhoe	Crus helicis
84	Mund	Stomatitis, Trigeminusneuralgie	Spitze des äußeren Gehörgangs unter dem aufsteigenden Helixast
85	Oesophagus	Oesophagusspasmen, nervöses Erbrechen der Kinder	Cavum conchae
86	Cardia	Oesophagusspasmen, nervöses Erbrechen der Kinder	Cavum conchae
87	Magen	Gastroduodenitis,Ulcus ventriculi et duodeni, Neurasthenie	Um Helixfuß
88	Duodenum	Gastroduodenitis, Enterocolitis, Magen- und Darmgeschwüre	Cymba conchae
89	Dünndarm	Analgesiepunkte	Cymba conchae
90	Appendix IV	Appendicitis, Analgesiepunkt bei Appendektomie	Cymba conchae
91	Colon	Dyspepsie, Obstipation, Diarrhoe, Enterocolitis, Colitis, Meteorismus, vegetativ bedingte Störungen des Verdauungstraktes, Hauterkrankungen	Cymba conchae
92	Blase	Entzündungen und Schwäche des Urogenitaltraktes. Statische und renale Oedeme	Cymba conchae
93	Prostata	Prostatitis	Cymba conchae

Nr.	Bezeichnung	Indikation	Lage
94	Ureter	Erkrankungen der ableitenden Harnwege	Cymba conchae
95	Niere	Erkrankungen der Niere und Nebenniere. Schmerzstillung bei Knochenerkrankungen, Gelenkserkrankungen, Schwerhörigkeit, Entzündungen des Ohres, Tinnitus, Menstruationsstörungen	Cymba conchae
96	Bauchspeicheldrüse und Gallenblase	Gallenblasenerkrankungen, Verdauungsstörungen	Cymba conchae
97	Leber	Hämatologische Erkrankungen, Hepatopathien, Dyspepsie, Meteorismus	Concha auriculae
98	Milz	Verdauungsstörungen, Hauterkrankungen, hämatologische Erkrankungen	Concha auriculae
98a	Muskelentspannungspunkt	Muskelverkrampfungen, Myogelosen	Concha auriculae
100	Großer Herzpunkt	Myocarditis, Rhythmusstörungen des Herzens, Schock, Kollaps, Blutdruckregulierung, Neurasthenie, Schlafstörungen	Cavum conchae
101	Lunge	Erkrankungen der Atmungsorgane, Hauterkrankungen	Cavum conchae
102	Bronchus	Bronchialerkrankungen	Hinterrand des äußeren Gehörgangs

Nr.	Bezeichnung	Indikation	Lage
103	Trachea	Entzündungen der Trachea	Hinterrand des äußeren Gehörgangs
104	Bronchus	Hilfspunkt bei Asthma	Cavum conchae
105	Blutdruck-senkende Furche	Hypertonie. Bluten lassen!	Rückseite der Ohr-muschel
106	Unterer Rücken	Schmerzen und Verspannungen im Bereich des unteren Rückens	Rückseite der Ohr-muschel
107	Oberer Rücken	Schmerzen und Verspannungen im Bereich des oberen Rückens	Rückseite der Ohr-muschel
108	Mittlerer Rücken	Schmerzen und Verspannungen im Bereich des mittleren Rückens	Rückseite der Ohr-muschel

Sucht-Therapie bei der Raucherentwöhnung

Tafel 6: Kopfpunkte Nikotin

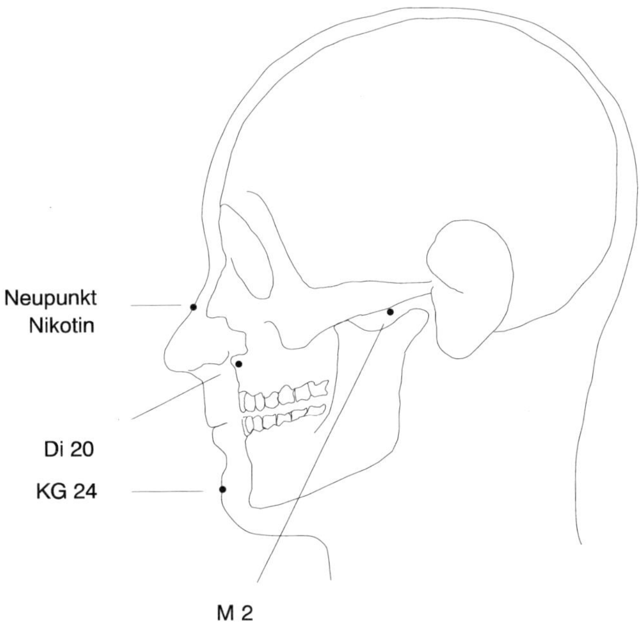

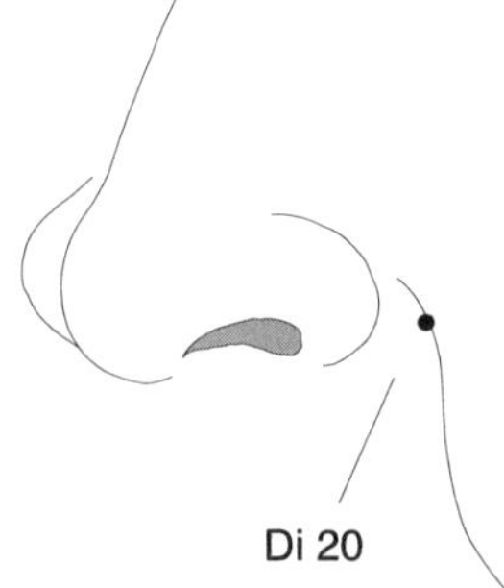

1. Die Kopfpunkte

1. KG 24 Tchreng-Tsiang (Flüssigkeitsaufnahme)

Lage:	Mitte des Kinngrübchens oder Sulcusmentolabialis
Stichtiefe:	2–3 mm

2. Di. 20 Jng-Siang (Bewillkommnung des Duftes)

Lage:	Am kranialen Ende der Nasolabialfalte (beidseitig stechen)
Stichtiefe:	2–3 mm

3. M 2 Sia-Koann (untere Grenze)

Lage:	In der Mitte des Arcus zygomaticus, an dessen caudalem Rand
Stichtiefe:	3–4 mm (nur auf der Seite der Ohrakup)

4. Neupunkt

Lage:	Zwischen Tou-Mo (GG) 24 und 25 am Dorsum Nasi im oberen Drittel des Nasenrückens
Stichtiefe:	2 mm. Man hebt am Nasenrücken eine kleine Hautfalte nach oben und legt die Nadel in medial/caudaler Richtung ein.

NS. Dem Punkt KG 24 wird in der klassischen Akupunktur nur eine Wirkung bei Zahnschmerz und Facialislähmung zugeschrieben. Er wirkt aber ganz außerordentlich beruhigend und hat sich mir auch schon wiederholt bei Stotterern zusammen mit GG 19 und 20 sowie dem Ohrpunkt 16 hervorragend bewährt.

Der Punkt Di 20 beeinflußt Atemnot und Geruchsverlust, was bei starken Rauchern sehr häufig ist.

Die einseitige Behandlung des Magenpunktes 2 wirkt irritierend auf die Verdauungsorgane. Bei Reizung z. B. durch inhalierendes Rauchen kann es zu Brechgefühl kommen. Die Wirkung hält aber nur kurze Zeit an und ist hauptsächlich dafür gedacht, daß der Raucher nach der Behandlung nicht zur Zigarette greift. In zahlreichen Fällen, wo sich die Patienten dies vor der Behandlung fest vorgenommen hatten, war das nach der Behandlung überhaupt nicht möglich. Das wurde mir immer wieder bestätigt.

Der Neupunkt zwischen Tou-Mo 24 und 25 bewirkt eine verstärkte cerebrale Durchblutung und beugt Ohnmacht und Bewußtseinsverlust vor. Bei Rauchern wichtig!

Tafel 7: Ohrpunkte Nikotin

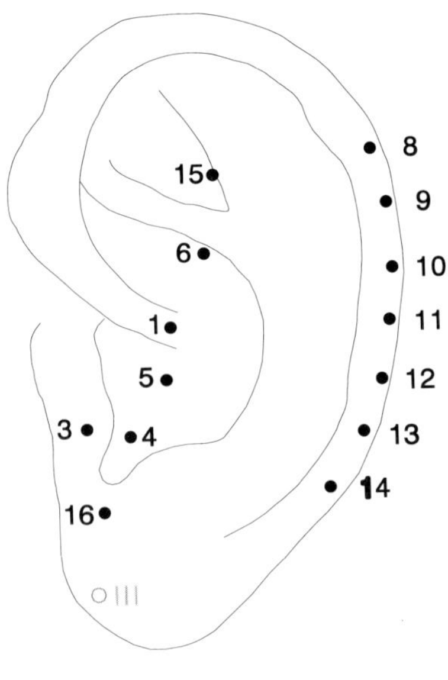

2. Die Ohrpunkte

Pkt. Nr.	Wirkung
1	(auch O-Punkt nach NOGIER). An diesem Punkt wird das Testgerät eingestellt!
3	bekannt als „Hungerpunkt“, bremst den Appetit
4	wirkt auf den Bronchialbereich
5	Lunge (Giftausscheidung über Atem)
6	Niere Dieser Punkt ist für die Giftausscheidung besonders wichtig. Hin und wieder wird die Dunkelfärbung des Urins beobachtet, und auch unangenehmer Geruch kann möglich sein. Weisen Sie Ihren Patienten darauf hin!
8 bis 14	Dies sind die klassischen Suchtpunkte am äußeren Helixrand. Man beginnt mit dem Punkt 8 und sucht dann zunächst den Punkt 14. Sehr oft kann auf die dazwischenliegenden Punkte 9 bis 13 verzichtet werden.
15	steigert die Verteidigungsenergie, lindert Angst und Spannungszustände und wirkt ausgleichend auf das Allgemeinbefinden
16	zum Abbau von Entziehungsnervosität und Aggressionen

Nur in Fällen besonderer Nervosität und bei ausgeprägten Angstzuständen wird der

Ersatzpunkt III	in die Behandlung einbezogen. Diese Fälle sind aber äußerst selten.

Die Stichtiefe im Ohr

richtet sich grundsätzlich nach der Beschaffenheit des Ohres. Sie liegt zwischen ein und zwei Millimeter. Auf alle Fälle stechen wir nur bis auf den Knorpel. Die Finger der linken Hand liegen leicht fühlend unter dem Ohr, so daß man den Sitz der Nadel gut verfolgen kann. Unter keinen Umständen darf das Ohr durchstochen werden. Nach dem Setzen stimulieren Sie die Nadel zwischen Daumen und Zeigefinger der rechten Hand mehrmals links/rechts links/rechts.

Bei besonders dünnen Ohren muß die Stimulation mit besonderem Feingefühl vorgenommen werden, damit die Nadel nicht sofort wieder herausfällt.

Rezepte

Nach Beendigung der Ohrakupunktur wird auf der Seite der Akupunktur eine intravenöse Injektion wie folgt gegeben:

ROBINIA-complex-Ampullen WECOTON

4 ml. (2 Ampullen)

PROCAIN ½–1%

1 ml

Langsam injizieren!

Den Rest der Packung mit den ROBINIA-Ampullen (die Packung enthält 10 Stück) geben Sie dem Patienten mit nach Hause. Er muß in den folgenden 8 Tagen nach der Akupunkturbehandlung täglich eine Ampulle in einem ¾ Glas Wasser aufgelöst in kleinen Schlückchen über den Tag verteilt einnehmen.

Behandler, die nicht intravenös injizieren, können die Injektion auch intramuskulär verabreichen. Allerdings geschieht dies auch auf der Seite der Ohrakupunktur. Die gebräuchlichste Injektion in diesem Falle ist die dorsale Injektion in den kranialen Teil des kraniallateralen Quadranten. Stichrichtung kranial/lateral.

Zusätzlich zu den ROBINIA-Ampullen verschreiben Sie das folgende Rezept:

RP

Tabacum D 6
Lycopodium D 4
Lobelia inflata D 4
Ignatia D 4 (bei Frauen)
Nux vomica D 6 (bei Männern) a^a 10,00
Plantago major Ø
Crataegus Ø
Hypericum D 6 a^a ad 100,00

M D S 3×25 gtt vor dem Essen

Diese Rezeptur reicht ca. 4 Wochen. Sie muß bis zu Ende eingenommen werden.

Neuerdings liefert die Firma WECOTON das Präparat ROBINIA auch in Tropfenform. Man kann daher anstatt der obigen Rezeptur auch ROBINIA-Tropfen 30 ml verschreiben. Die Dosierung: 3x tägl. 10 Tr. Allerdings geben wir dann dem Patienten die restlichen 8 Ampullen ROBINIA nicht mehr mit.

Insgesamt gesehen ist dies sowohl für den Patienten als auch für den Behandler wirtschaftlicher, zumal heute anzufertigende Rezepturen nicht billig sind. Viele Patienten geben aber einer individuell verordneten Medizin den Vorzug.

Bei beginnendem Raucherbein versuchen Sie

ESPELETIA D2 oder D4 (DHU).

Espeletia ist erhältlich als Tabletten, Dilution und Ampullen. Es hat sich bewährt beim Angina-pectoris-Syndrom und bei arteriellen Durchblutungsstörungen der Beine.

Es ist nur eine Akupunkturbehandlung nötig!

Nach acht bis zehn Tagen sollte eine Kontrolluntersuchung stattfinden. Bei ungenügender Wirksamkeit werden die Punkte 1, 3, 14, 15 und 16 nachbehandelt.

Dazu wiederum die Mischinjektion ROBINIA/ PROCAIN ½–1% wie beschrieben. Erfahrungsgemäß sollte man sich auf höchstens 2 Nachbehandlungen einlassen. Was man beim ersten Mal nicht schafft, wird auch beim zehnten Mal nicht glücken.

Wie ich bereits ausführte, muß der Patient aus freien Stücken und **aus eigenem Entschluß diese Entwöhnungsbehandlung wollen!**

Bei Männern und Frauen, die von ihren Ehepartnern geschickt werden, welche selbst Nichtraucher sind, sinkt die Erfolgsquote auf unter 30%.

Um sich und das Ansehen der Praxis zu schützen, sollte man daher diese Frage sehr gewissenhaft abklären.

Es gibt Patienten, die gehen zwar ganz bewußt zum Akupunkteur, möchten sich aber auf keinen Fall mit Nadeln behandeln lassen (!). Hier kann man es mit einer Injektionskur mit den ROBINIA-Complex-Ampullen versuchen. Meine Empfehlung, die ich Ihnen für solche Fälle gebe (ich hatte damit mehrmals Erfolg), weicht allerdings von der Vorschrift auf dem Robinia-„Waschzettel“ etwas ab. Sie ist aber erprobt und hat sich bewährt:

Ziehen Sie in eine 5-ml-Spritze 4 ml ROBINIA auf. Davon spritzen Sie 2 ml intravenös und ziehen 1 ml Blut zu den verbleibenden 2 ml ROBINIA. Diese Mischung geben Sie dann auf der kontralateralen Seite der Blutentnahme als intramuskuläre Injektion. Die Behandlung muß in 2tägigen Abständen wiederholt werden, wobei die abzunehmende Blutmenge immer um ½ ml erhöht wird, bis Sie bei 2 ml ROBINIA und

3 ml Blut angelangt sind. Danach verfahren Sie absteigend bis zum Endstand von 2 ml ROBINIA und ½ ml Blut. Diese Prozedur muß oft mehrmals wiederholt werden bis zum Erfolg.

Anmerkung: Das Blut sollte abwechselnd links und rechts aus der V. mediana cubiti entnommen und dementsprechend kontralateral I.m. injiziert werden. Für die injektionsfreien Tage verschreiben Sie 3x tgl. 10 Tropfen ROBINIA-Tropfen. Dazu natürlich Psychotherapie in Form von Gesprächen, in denen man den Patienten immer wieder auf die Schädlichkeit des Tabakgenusses hinweist. Auch eine milde, nicht stark gewürzte Diätform wäre zu empfehlen. Ansonsten muß sich der Patient so verhalten, wie wir das von der Akupunkturbehandlung her schon wissen.

Das Verhalten des Patienten nach der Entwöhnungsbehandlung ist von ausschlaggebender Bedeutung. Zur Erleichterung und Vereinfachung für beide Seiten habe ich eine Patienteninformation entworfen, die ich nachstehend zum Abdruck bringe. Als Behandler sollten Sie diese Patienteninformation selbst sehr genau lesen und womöglich auswendig lernen. Sie erleichtert Ihre Gespräche mit den Patienten, ist psychologisch durchdacht und trägt wesentlich zum Erfolg der Behandlung bei. Diese Patienteninformation kann als Sonderdruck vom Verlag dieses Buches bezogen werden.

Patienten-Merkblatt Raucher-Entwöhnung

*„Das Rauchen macht dumm.
Es macht unfähig
zum Denken und Dichten“.*

Sehr verehrter Patient, die obigen Worte schrieb Johann Wolfgang von Goethe an Karl Ludwig von Knebel. Es ist also keine Erkenntnis der Neuzeit, daß das Rauchen zu den schädlichsten Dingen dieser Welt zählt.

Sie haben sich nun entschlossen, das Rauchen aufzugeben. Dazu beglückwünsche ich Sie. Am Rauchertod nehmen Sie nicht mehr teil. Aus meiner langjährigen Praxiserfahrung darf ich sagen, daß vielen Patienten mit Kopfschmerzen, Leber- und Gallebeschwerden, Durchblutungsstörungen, Herzkrankheiten, Magenleiden und vielem mehr allein durch den Entzug des Nikotins und der übrigen Schadstoffe volle Gesundheit wiedergegeben werden konnte.

Nikotin ist in seiner Giftigkeit zu vergleichen mit Zyankali (!). Schon ein einziger Tropfen wirkt beim Menschen tödlich. Der Grund für seine relative Verträglichkeit bei den geringeren Mengen in der Zigarette ist der rasche Abbau im Organismus, soweit dieser noch völlig intakt ist, und bei längerem Rauchen die eintretende Gewöhnung an das Gift. Nikotin peitscht die Funktion der Strukturen des vegetativen Nervensystems auf, fördert die Ausschüttung von Adrenalin aus den Nebennieren und schafft somit sehr oft für Herz und Kreislauf bedrohliche Situationen.

Dazu kommt das eingeatmete Kohlenmonoxid; ein gefährliches Blutgift! Es blockiert die Atmung der roten Blutkörperchen und schädigt dadurch irreversibel erhebliche Anteile des zirkulierenden Blutfarbstoffes, der für die „innere Atmung" so dringend wichtig ist.

Das sind aber noch lange nicht alle Schadstoffe. Bisher konnten aus der Gasphase des Tabaks fast 1000 verschiedene Verbindungen isoliert werden wie z. B. Stickoxide, radioaktives Polonium, Arsen, Blausäure, Ammoniak usw.

Von den Schadstoffen im Tabak sind nach neuesten Erkenntnissen 27 hochgiftig und 8 krebserregend.

Nach meiner Entwöhnungsmethode genügt eine einzige Behandlung, um Sie zum Nichtraucher werden zu lassen, der Sie ja von Natur aus sind. Selbstverständlich bedarf es dazu Ihrer Mithilfe. Sie selbst müssen es wollen! Gründe dafür gibt es genug. Damit es Ihnen so leicht fällt wie vielen, vielen Rauchern vor Ihnen, gebe ich Ihnen hier einige Tips, die Sie genau und unbedingt beachten sollten:

1. Entfernen Sie aus Ihrer Wohnung alles, was an das Rauchen erinnern könnte. Werfen Sie Ihr Feuerzeug weg, lassen Sie die Gardinen waschen und lüften Sie sehr lange durch.

2. Machen Sie in Ihrem Freundes- und Bekanntenkreis bekannt, daß Sie nicht mehr rauchen.

3. Kaufen Sie sich ein Sparschwein und stecken Sie ein Jahr lang jeden Tag den Betrag hinein, der sonst verraucht worden wäre. Sie hätten das Geld sowieso nicht. Nach einem

Jahr werden Sie erstaunt feststellen, welchen Betrag Sie angespart und nun für Ihren Urlaub oder andere Zwecke zur Verfügung haben. Denken Sie auch einmal daran, daß Ihnen mit jedem Päckchen Zigaretten der Staat kräftig in die Tasche langt!

4. Stellen Sie nach Möglichkeit an Ihrem Arbeitsplatz ein kleines Schildchen auf mit der Aufschrift „Nichtraucher". Man baut sich damit selbst Barrieren auf, die man nicht so leicht überspringt.

5. Nehmen Sie die verordnete Medizin pünktlich und gewissenhaft ein.

6. Trinken Sie viel, aber vier Wochen lang keinen Alkohol! Durch meine Behandlung erfolgt eine erhebliche Stoffwechselumstellung. Nun möchte der Organismus sehr schnell von den angestauten Giften loskommen. Die Ausscheidung erfolgt zum großen Teil über das Nieren/Blasen-System. Sie werden feststellen, daß in den nächsten Tagen der Urin manchmal etwas dunkler gefärbt ist und oft auch sehr übel riechen kann. Das ist ganz normal! Wenn Sie in den nächsten Tagen also einmal ein leichtes Zittern oder Unwohlsein verspüren sollten, dann sind das keine Entzugserscheinungen, sondern der Körper wird mit den Giften nicht fertig. Sie müssen dann unbedingt trinken, möglichst einen Nieren/Blasen-Tee. Bewegen Sie sich in frischer Luft, machen Sie anstrengende Spaziergänge, damit Sie auch einmal ins Schwitzen kommen, und alles wird sofort leichter. Greifen Sie aber in solchen Situationen auf gar keinen Fall zur Zigarette. Damit verschaffen Sie sich nämlich keine Erleichterung. Im Gegenteil könnte dies sehr übel ausgehen. Es kann dabei zu Brechreiz, Ohn-

machtsanfällen, Herzsensationen, Atemnot und Kreislaufkollaps kommen. Bitte beachten Sie dies unbedingt!

7. Nun noch etwas sehr Wichtiges! Es gilt nämlich, die Handbewegung „Griff zur Zigarette" abzubauen. Es handelt sich hier um eine einprogrammierte Reflexbewegung, ähnlich dem Blick zur Armbanduhr. Wenn Sie Ihre Uhr plötzlich an dem anderen Handgelenk tragen würden, schauen Sie trotzdem immer wieder auf die bisherige Stelle. Wie geht der Abbau dieser Griffbewegung nun vor sich? Besorgen Sie sich Pfefferminzpäckchen, z. B. Velemint ohne Zucker. Die stecken Sie dann überall hin, wo Sie bisher Ihre Zigaretten aufbewahrt haben. Wenn nun diese unbewußte Handbewegung kommt, so muß die Hand auf diesen völlig fremden Gegenstand stoßen. Sie werden merken, daß sofort bei Berührung des Pfefferminzpäckchens durch das entsprechende Signal zum Gehirn Beruhigung über Sie kommt. Der Akupunktureffekt wird wieder voll wirksam. Das Pfefferminzbonbon selbst müssen Sie nicht unbedingt lutschen, wenn Sie z. B. eine Abneigung gegen Pfefferminz haben. Wichtig ist allein die Hand. Aber... ersetzen Sie bitte das Rauchen nicht durch Naschen üblicher Süßigkeiten; auf keinen Fall! Sie würden sonst nämlich sehr schnell an Gewicht zunehmen, Ihren Organismus übersäuern und so „den Teufel mit Belzebub austreiben".

8. Wenn Sie diese gutgemeinten Ratschläge beherzigen, werden Sie sehr leicht vom Rauchen loskommen und zu den Menschen gehören, die mit ihrer Gesundheit etwas Besseres anzufangen wissen. Wenn Sie weiterhin Ihre Eßgewohnheiten den biologischen Erfordernissen anpassen, worüber ich Sie gerne berate, werden Sie auch garantiert nicht zunehmen. Die Angst vor einer Gewichtszunahme hält manche Raucher

von der so dringend wichtigen Raucherentwöhnung ab. Diese Bedenken sind völlig unbegründet.

9. Nehmen Sie den vereinbarten Termin für die „Nachschau" unbedingt wahr. Sollten aber ernsthafte Schwierigkeiten auftreten, muß nachbehandelt werden. Diese Nachbehandlung wird zu den üblichen Gebühren abgerechnet.

Zum Schluß:

Der Abschied vom Tabak fällt Ihnen leichter, wenn Sie öfter einmal positiv an Ihre Gesundheit denken. Jahr für Jahr müssen viele Raucher die Amputation eines oder gar beider Beine in Kauf nehmen. Auch vor Lungen- und Kehlkopfkrebs brauchen Sie sich nicht mehr zu fürchten, denn Sie haben heute den entscheidenden Schritt in ein gesünderes Leben getan.

Lesen Sie diese Zeilen immer wieder einmal durch.

Ich wünsche Ihnen Glück und Gesundheit!

Entzugserscheinungen bei der Raucherentwöhnung

Entzugserscheinungen schwerer Art, von denen auch in der einschlägigen Literatur schon berichtet wurde, habe ich bisher nur ein einziges Mal in 14 Jahren gesehen. Bei diesem Patienten machten sich nach 3 Tagen Erbrechen, Schweißausbrüche, Tremor und eine totale Appetitlosigkeit bemerkbar. Es handelte sich um einen jüngeren Landwirt, der durch diesen Zustand nicht einmal mehr seiner Arbeit nachgehen konnte. Durch eine neuraltherapeutische Injektion an den Plexus solaris wurden diese Erscheinungen fast augenblicklich behoben. Nach 2 Tagen meldete der Patient überglücklich, daß er wieder voll arbeitsfähig sei, keinerlei Beschwerden mehr habe und das Rauchen in keiner Weise vermisse.

Man sollte aber unbedingt darauf achten, ob der entwöhnungswillige Raucher möglicherweise alkoholabhängig ist, ohne es zu wissen. Solche Fälle sind nicht selten. Besonders bei Bauarbeitern kommt dies häufig vor.

Nachdem wir ja für 4 Wochen alkoholische Getränke vermeiden müssen, kann es passieren, daß der Patient über Entzugserscheinungen klagt. Das resultiert jedoch nicht aus der Raucher-Entwöhnung, sondern aus dem Alkoholentzug.

Nachsorge nach dem Nikotinentzug

Raucher, die lange Jahre dem Tabakgenuß gehuldigt haben, leiden oft an mannigfachen Beschwerden. Es empfiehlt sich daher, nach der Entwöhnung eine Nachsorge-Behandlung vorzuschlagen. Ich konnte immer wieder feststellen, daß man ein solches Angebot dankbar akzeptierte.

Von besonderem Erfolg ist in solchen Fällen die OZON/SAUERSTOFF-Behandlung nach WOLFF, gelegentlich auch „Ozon-Blutwäsche" oder HOT genannt. Auch die „Sauerstoff-Mehrschritt-Therapie" nach Prof. VON ARDENNE bringt sehr gute Ergebnisse.

Ich kombiniere die Ozon-Therapie gerne mit Actihaemyl-Injektionen, wodurch der Erfolg im Hinblick auf die Durchblutung wesentlich gesteigert wird.

Raucher leiden auch oft an Stirnhöhlenaffektionen und Kopfschmerzen. Hier hat sich die von mir modifizierte „Nasale Reflex-Therapie" hervorragend bewährt. Es handelt sich dabei um eine leicht durchzuführende und völlig ungefährliche Behandlung, die auch bei anderen Erkrankungen erfolgreich einsetzbar ist. Außerdem verweise ich auf meine Video-Cassette „Raucherentwöhnung". Hier werden die Raucherbehandlung und auch die „sanfte nasale Reflex-Therapie" im Bild vorgeführt. Bei Interesse wenden Sie sich bitte an den Verlag dieses Buches.

Meine Broschüre „Die sanfte NASALE REFLEX-THERAPIE" ist vom Verlag dieses Buches zu beziehen.

Merke: Gute Beratung sichert treue Patienten.

Sucht-Therapie bei Alkoholabusus

Tafel 8: Kopfpunkte Alkohol

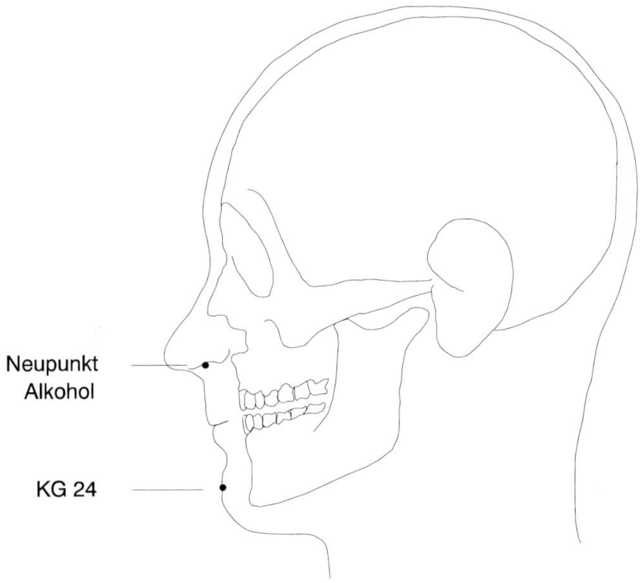

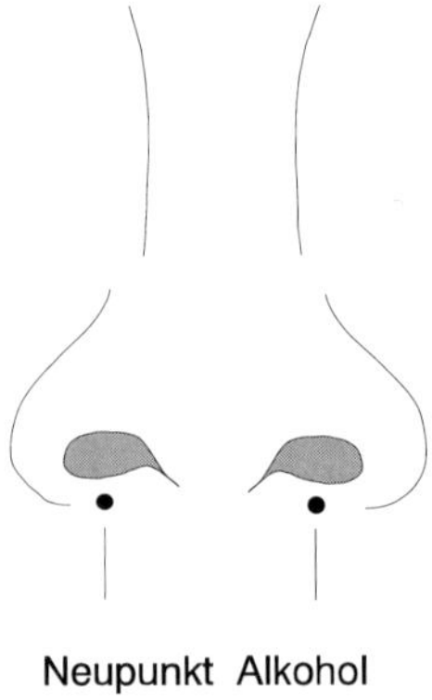

Die Kopfpunkte

Punktbezeichnung	
1. KG 24	Lage und Indikation wie bei Raucher-Entwöhnung beschrieben.
2. Neupunkt Alkohol	Dieser Punkt befindet sich an der Nasenloch-Unterkante und muß beidseitig gestochen werden. Er ist außerordentlich schmerzhaft. Es ist daher empfehlenswert, eine superdünne Nadel zu verwenden, wie die Singer-Dispo-Nadel 5, Nr. 825206. Lieferant: Schwa-Medico. Nach dem Einstich kommt es zumeist zu sehr starkem Tränenfluß, was von den Patienten oft als „sehr befreiend und auch erlösend" bezeichnet wird.
Stichtiefe	1–2 mm

Tafel 9: Ohrpunkte Alkohol

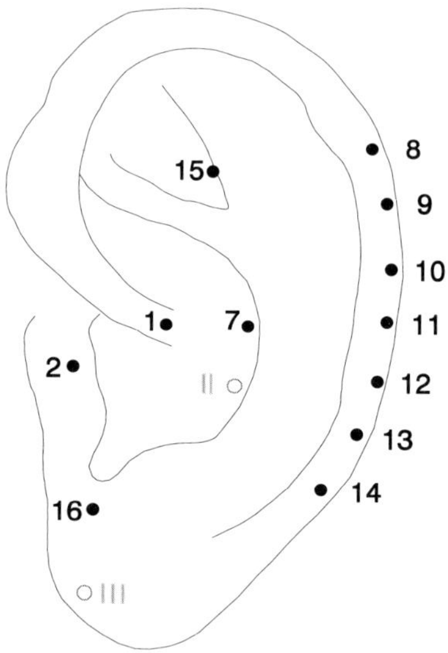

Die Ohrpunkte

Punkt-bezeichnung	Wirkung
1. Pkt. 1	Lage und Indikation bekannt
2. Pkt. 2	Der sog. „Durst-Punkt“ mindert das Verlangen nach Flüssigkeiten.
3. Pkt. 7	Dieser Punkt wirkt auf Milz und Leber.
4. Pkt. 8 bis 14	Hier gilt das bereits unter Raucher-Entwöhnung Gesagte. Zuerst die Punkte 8 und 14 stechen!
5. Pkt. 15	Lage und Indikation bekannt
6. Pkt. 16	Lage und Indikation bekannt

Ersatzpunkte

Wenn es infolge Alkoholabusus bereits zu Beschwerden im Bereich Milz/Pankreas gekommen ist, nehmen wir den Ersatzpunkt II.

Der Ersatzpunkt III ist wiederum nur bei besonders unruhigen und nervösen Patienten angezeigt.

Dauer der Nadelung ca. 15 bis 20 Minuten, mitunter auch bis zu 30 Minuten.

Bei Alkoholikern, besonders bei Frauen, beobachten wir oft starke Angstzustände, Verstimmungen und Depressionen. Daraus resultiert ja auch zumeist der fortwährende Alkoholkonsum. Deshalb ist zur Akupunktur eine Zusatzmedikation unbedingt erforderlich, was übrigens auch in China grundsätzlich üblich ist.

Rezepte

Meine Empfehlung:
Nach Beendigung der Akupunktur geben wir auf der Seite der Ohrakupunktur 1 Ampulle Zincum val. plus-Hevert i.V.
Diese Injektion wird 3 × wöchentlich gegeben. Dazu Valeriana N comp. Dragees (Hevert); 1 Dragee morgens, 2 abends.
Bewährt haben sich auch zusätzlich 2 × tgl. 1–2 Kapseln Magnesium-Plus-Hevert.
In besonderen Fällen (Nervosität, Angstzustände) kann man der Zincum-Ampulle noch 1 ml ½- oder 1%iges Procain zufügen.
Procain, das „königliche Medikament", wirkt vegetativ ausgleichend. Es ordnet die Funktionen des vegetativen Nervensystems (DOSCH).
CAVE Procainallergie!

Bei Alkoholkranken muß wegen einer meist vorgeschwächten Leber auf eine Allergiebereitschaft peinlichst geachtet werden. Machen Sie daher unbedingt immer zuerst einen Procaintest. Allerdings ist es mit einer Quaddel allein nicht getan.

Geben Sie dem Patienten einen Tropfen Procain in den Bindehautsack. Bei Procainempfindlichkeit rötet sich die Schleimhaut sofort sehr stark. Dieser Test hat sich mir stets sicherer erwiesen als die Quaddel. Sollten trotzdem Zweifel bestehen, wählen Sie Lidocain.

Die obige Injektion cum Procain oder Lidocain muß sehr langsam erfolgen, damit der Kreislauf des Patienten nicht unnötig belastet wird. Die Injektion wirkt besonders bei Frauen ausgleichend, beruhigend und umstimmend.

Ganz besonders muß man aber bei der intravenösen Applikation von Zincum-val. plus-Hevert auf die Sedierung achten. Autofahrern, die nach der Behandlung noch fahren müssen, sollte man die Injektion vorsichtshalber subcutan und evtl. nur 1 ml verabreichen. Daran sehen

Sie schon, daß man mit Zincum-val. plus-Hevert ein sehr wirksames Präparat in der Hand hat.

Die Nadelbehandlung muß wöchentlich erfolgen. Die Injektion jedoch sollte im Anfang 3 × wöchentlich gegeben werden.

Behandler, die nicht intravenös injizieren, können auch intramuskulär spritzen. Insbesondere bieten sich auch die AZ 8 BERIS Dragees der Firma WECOTON als Adjuvans zur vorerwähnten Therapie an.

Nachstehend gebe ich Ihnen meine Rezeptur für die Alkoholkrankheit bekannt. Aus wirtschaftlichen Gründen empfehle ich, nicht unter 100 g zu verschreiben, da Sie sonst möglicherweise Ihren Apotheker verärgern, und die Angelegenheit wird auch unnötig teuer.

RP

Arnica D 6 trit.
Cactus D 2 trit.
Arsenic. a/b. D 6 trit.
Aconitum D 6 trit.
Gelsemium D 3 trit.
Carbo veget. D 8 trit.
Chelidonium D 6 trit.
China D 3 trit.
Lachesis D 12 trit.
Solidago virg. D 1 trit.

aa ad 100

M.f.pulvis

DS 3–4× täglich 1 gute Messerspitze voll langsam
im Munde zergehen lassen.

Die Rezeptur ist nicht billig, aber, wie mir immer wieder bestätigt wurde, sehr wirksam.

Achten Sie bitte strengstens darauf, **daß niemals einem Alkoholiker ein Medikament in alkoholischer Verdünnung verschrieben wird!**

Das kann leider sehr leicht einmal passieren. Ich empfehle daher, einen unübersehbaren Vermerk auf der Karteikarte anzubringen. Das gilt besonders auch für sogenannte „trockene" Alkoholiker, die Sie wegen anderer Erkrankungen in Behandlung haben. Die Frage nach dem Alkohol ist daher in der Anamnese sehr wichtig. Meistens sagen „trockene" Alkoholiker dies sofort, aber hin und wieder wird es auch vergessen.

Als zusätzliches Mittel bei der Behandlung der Alkoholerkrankungen haben sich in meiner Praxis die LPK WECOTON LEBER PANKREAS KAPSELN seit vielen Jahren bestens bewährt. Sie erinnern sich sicher; dieses Mittel wurde früher bei Rödler hergestellt und konnte zum Glück von Wecoton für den Praktiker erhalten werden.

Als Injektionspräparat für akute und chronische Hepatitis, Hepatose, Leberzirrhose und neurologische Affektionen als Folge des Alkoholabusus bietet sich der WECOTON-B-KOMPLEX an.

Sucht-Therapie bei Adipositas

Tafel 10: Ohrpunkte bei Adipositas

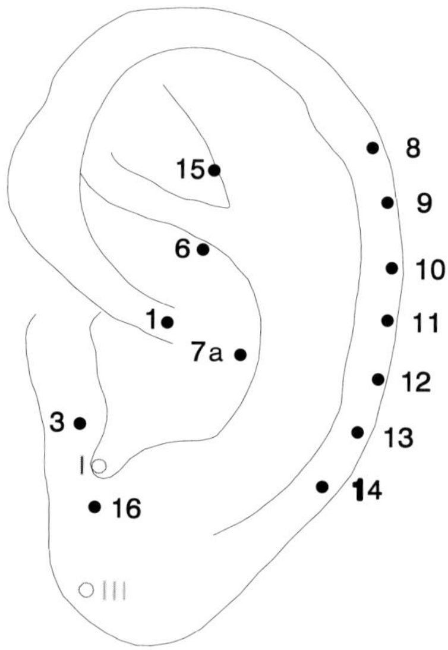

Die Ohrpunkte

Die Punkte werden nachstehend nur noch numerisch erwähnt. Genaue Beschreibung erfolgte bei den vorangegangenen Therapiearten.

Punktbezeichnung	Wirkung
1. Pkt. 1	(Gerät einstellen)
2. Pkt. 3	(Hungerpunkt)
3. Pkt. 6	(Wasserausscheidung)
4. Pkt 7	(Leber/Milz)
5. Pkt. 8–14	(absolute Suchtpunkte)
6. Pkt. 15	
7. Pkt. 16	
8. Pkt. 7a	(zur Unterstützung der Leber)

Injektion und Rezepte

2 Ampullen Heweberberol

i.v. auf der Seite der Ohrakupunktur

Man kann, besonders am Anfang der Behandlung, auch dieser Injektion 1 ml Procain ½–1% zufügen, um ein besseres Umstimmungsergebnis zu erzielen, aber auch hier ist strengstens auf Procain-Empfindlichkeit zu achten. Im Zweifelsfalle Lidocain.

Die Akupunktur wird wöchentlich durchgeführt. Die Injektion allerdings sollte zweimal pro Woche gegeben werden.

Für die injektionsfreien Tage verordnen wir folgendes Rezept:

RP

Heweberberol	40,0
Antitoxin-Hevert-vs	20,0
Fucus vesiculosus D 1 DHU	ad 100,0

MDS 3×30 gtt a. C.

Bei Hyperthyreose, Skrofulose und Drüsenschwellungen vorsichtig dosieren! Empfehlung: 3× tgl. 5 gtt. a.C. Bei guter Verträglichkeit langsam steigern.

Als Alternative empfehle ich Hewephos-Tabletten und Heweven-P7-Tropfen. Außerdem ist als Begleittherapie ein guter Tee unerläßlich. Die Teemischung

GERNER PURGATIVUM N

hat sich als Mittel zur Anregung der Stoffwechselfunktion und zur Entschlackung der Verdauungswege seit vielen Jahren hervorragend bewährt.

Im Anfang der Kur läßt man morgens vor dem Frühstück und abends vor dem Schlafengehen eine Tasse trinken. Später kann man sich dann mit der abendlichen Tasse begnügen.

Die Zubereitung ist einfach. Man überbrüht einen Teelöffel GERNER PURGATIVUM N mit einer Tasse kochendem Wasser. 10 Minuten ziehen lassen und dann abseihen. Der Tee soll warm und selbstverständlich ungesüßt getrunken werden.

Hier nochmals der Hinweis auf reichliche Flüssigkeitszufuhr: Täglich sollen ca. 2–3 Liter kohlensäurearmes und möglichst natriumfreies Mineralwasser, oder entsprechende Mengen eines neutralen Tees, getrunken werden. Besonders bei älteren Patienten entstehen in dieser Hinsicht oft Probleme. Ihnen schwindet sehr oft das Durstempfinden. Sie vergessen ganz einfach das Trinken. Das führt in vielen Fällen zu einer Dehydration. Die Menschen trocknen aus. Dadurch kommt es zu einer Exsikkose mit Folgen wie Apathie, unkontrolliertes Essen (Gewichtszunahme), aber auch Appetitlosigkeit, Stimmungstiefs, motorische Unruhe, Verwirrtheit und Schlafstörungen. Leider wird dies in vielen Praxen noch zu wenig beachtet.

Ein kleiner Rat:
Lassen Sie den Patienten die Hände vor sich auf den Schreibtisch legen. Heben Sie vom Handrücken eine kleine Falte hoch. Wenn sie ungewöhnlich lange stehen bleibt, haben Sie den Beweis, daß Flüssigkeit fehlt.

Allerdings muß man in solchen Fällen bei der Substitution vorsichtig vorgehen. Ein Zuviel an freiem Wasser kann der Körper in höherem Alter nicht mehr ohne weiteres kompensieren, und es könnte zur Überwässerung mit Herzproblemen kommen. Man muß den Patienten langsam wieder an das Trinken gewöhnen. Ein stilles Mineralwasser, stubenwarm, sollte über den Tag verteilt in kleinen Portionen etwa bis zu einem Liter getrunken werden. Gegen 17 Uhr sollte man am Anfang das Trinken einstellen lassen, damit es nicht zu vermehrten Störungen der Nachtruhe kommt. Besonders bei Prostatikern ist dies von Wichtigkeit.

In solchen Fällen bewirkt der Durst-Punkt Nr. 2 eine Anregung des Durstempfindens, weshalb man diesen Punkt ab und zu nadeln oder evtl. auch mit einer Dauernadel versehen sollte. In der Akupunktur wie in der Neuraltherapie besteht ja das Phänomen, daß man an ein und demselben Punkt gegensätzliche Wirkungen erzielen kann. Das ist erklärlich, weil die Reizung eines Punktes immer eine Umstellung von Negativ auf Positiv bewirkt.

Die Fülle des Punktes 2 z. B. bei Trunksucht ist negativ und bei Dehydration ist die Leere des Punktes negativ.

Falls Sie eine Saftfastenkur neben der Akupunkturbehandlung verordnen, gelten hinsichtlich der Flüssigkeiten selbstverständlich andere Regeln.

Die vorerwähnte Injektion kann ohne Bedenken auch intramuskulär oder subcutan verabfolgt werden.

Allerdings ist die subcutane Injektion schmerzhaft, weshalb eine Beimischung von Procain oder Lidocain ½–1% empfehlenswert ist. CAVE Procainallergie!

Allgemein werden Körperpunkte bei der Behandlung der Adipositas nicht benötigt.

Bei Völlegefühl, Obstipation, Magen und Darmbeschwerden, die gerne mit der Adipositas vergesellschaftet sind, gebe ich mit gutem Erfolg den Körperpunkt Di. 13 nach BACHMANN. Er liegt auf dem M. brachialis auf der Außenseite des Oberarmes in der Mitte zwischen dem Ellenbogengelenk und dem unteren Ansatz des M. deltoideus.

Stichtiefe: 5 mm mit Stahlnadel, bilateral.

Tafel 11: Körperpunkte Adipositas I

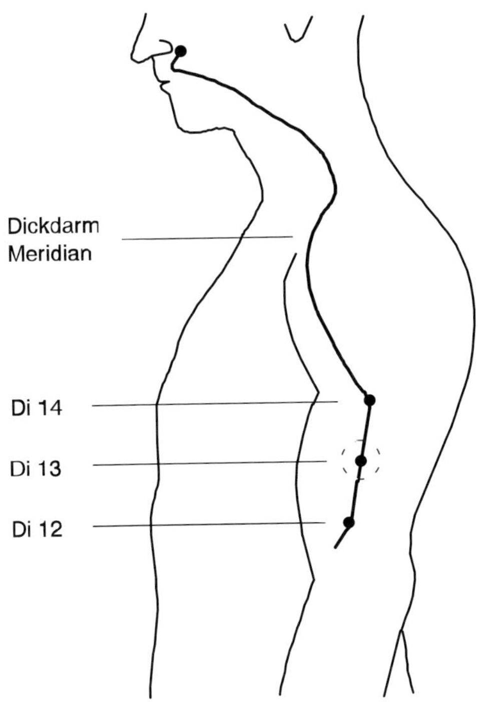

Da es fast keinen adipösen Menschen gibt, der nicht unter diesen Beschwerden zu leiden hat, habe ich mir angewöhnt, diesen Punkt obligatorisch mit in die Behandlung einzubeziehen.

Auch die Dauernadel läßt sich bei der Adipositas mit Erfolg einsetzen. Ich empfehle für die Dauernadel die Punkte 3, 14 und 16. Man kann auch jeden dieser Punkte allein nadeln.

Die Behandlung der Adipositas ist meist zeitraubend und erfordert auf beiden Seiten Geduld und Ausdauer. Dafür werden aber oft sehr schöne Erfolge verzeichnet, die dem Prestige unserer Praxen sehr zuträglich sind.

Appetithemmende Medikamente sind samt und sonders nicht zu empfehlen und erübrigen sich daher.

Noch ein Hinweis:
Manche Patienten sind enttäuscht darüber, daß am Anfang der Reduktions-Behandlung oft 2, 3 und sogar 4 kg Gewichtsverlust pro Woche geschafft werden, aber dann geht es nach ihrer Meinung nicht mehr vorwärts. Das Gewicht bleibt stehen, und ab und zu kann man sogar eine leichte Gewichtszunahme registrieren.

Das ist leicht erklärlich: Am Anfang der Behandlung werden zunächst einmal Körperflüssigkeiten aktiviert, die verhältnismäßig leicht auszutreiben sind. Wenn es aber an die Fettpolster und Eiweißreserven geht, darf man mit derart hohen Abnahmequoten nicht mehr rechnen. Das wäre auch nicht gesund.

Patienten, die wieder leicht zugenommen haben, waren zu 90% nicht konsequent in der Einhaltung der von Ihnen angeordneten Diät oder Reduktionskost.

Wie ich aber in Teil 1 schon erklärte, gibt es tatsächlich Fälle, in denen kein Erfolg eintreten will. Hier handelt es sich wiederum zu 90% um

Frauen. Diese Patientinnen leiden an hormonellen Dysfunktionen. Ein Blick auf die Schilddrüse wird Sie davon überzeugen, denn auch Störfelder im gynäkologischen Raum wirken sich bei der gegenseitigen Abhängigkeit des hormonellen Systems zumeist auf die Schilddrüse aus.

In der Praxis des Verfassers konnten vielmals sichtbare Reduktionserfolge erst nach neuraltherapeutischer Behandlung der Schilddrüse festgestellt werden.

Diese Behandlung ist relativ einfach. Man setzt den Patienten so, daß der Kopf des Behandlers mit dem des Patienten in gleicher Höhe ist. Bei höhenverstellbarer Liege sitzt der Patient, und der Behandler steht vor ihm. Man kann dann nämlich die Schilddrüse sehr gut tasten und beobachten. Der Patient hält den Kopf nach hinten gebeugt. Mit dem Zeige- oder Mittelfinger der linken Hand drückt man dann am Pfeilpunkt (s. Abbildung) die A. carotis leicht in die Tiefe und neben dem Finger lateral zur Seite, danach sticht man über dem Finger mit sehr dünner Nadel kurz ein.

In 1–1½ cm Tiefe (nicht tiefer) werden dann beiderseits je 0,5 ml Procain (bei Procainempfindlichkeit Lidocain) in das Parenchym der Drüse injiziert. Durch Aspirieren überzeugt man sich davon, daß die Nadel nicht in einem Gefäß liegt. Bei dem Gefäßreichtum der Schilddrüse kann das leicht einmal passieren. Korrigieren Sie die Nadel und injizieren sie erst, wenn die Nadel sich außerhalb des Gefäßes befindet. Bei Vergrößerung des Isthmus kann man auch dort 0,5 ml oberflächlich deponieren. Sollte nach der Injektion evtl. ein „Hornerscher Symptomen Komplex“ auftreten, so haben Sie zu tief injiziert. Das ist jedoch unbedeutend und auf keinen Fall nachteilig.

Die Injektion soll wöchentlich erfolgen, es sind etwa 10 Behandlungen nötig.

Damit wird allerdings nicht nur die Gewichtsreduktion günstig beeinflußt. Zum Indikationsspektrum der Schilddrüseninjektion gehören z. B.

Tafel 12: Körperpunkte Adipositas II

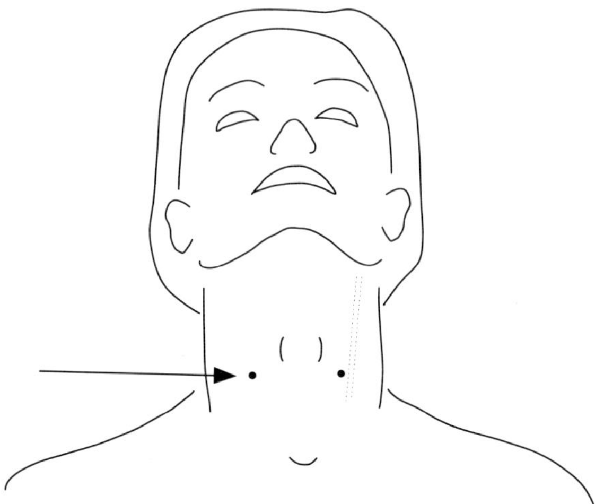

Lagebezeichnung der Einstichpunkte bei Injektion in das Parenchym der Schilddrüse

Nervosität, Erregbarkeit, Depressionen, Heulzwang, Herzklopfen, Zyklusstörungen, Hypo- und Hyperthyreosen, Hyperhydrosis und vieles mehr. Es muß aber streng darauf geachtet werden, daß keine Procainmischpräparate (z. B. mit Coffein oder dergl.) Verwendung finden.

Für Behandler und Patienten, denen die Injektionstherapie völlig suspekt ist, bietet sich die Möglichkeit der Körperakupunktur nach umseitiger Abbildung. Der Punkt a.d.M ist in etwa identisch mit der Einstichstelle bei der Injektion. Dieser Punkt wird bilateral gestochen. Dazu nimmt man den Punkt KG 22. Die Stichtiefe beträgt ca. 2–3 mm. Die Nadeln werden eine Weile stimuliert (ca. ¼–½ Min.). Danach bleiben sie ca. 15 Minuten liegen.

Tafel 13: Körperpunkte Adipositas III

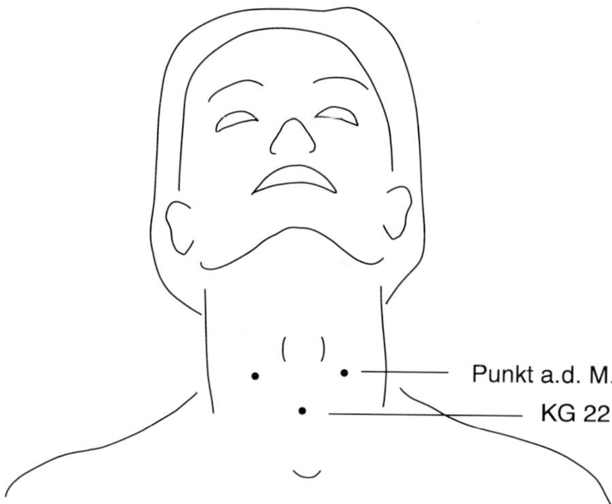

Lagebezeichnung der Akupunkturpunkte für die Behandlung der Schilddrüse

Selbstverständlich erreicht man damit nicht sofort denselben Effekt wie mit der Injektion, aber der Verfasser konnte mit dieser Kombination bei besonders ängstlichen Patienten zum Teil sehr gute Erfolge verbuchen.

Diese Nadeln setzt man **vor** der Ohrakupunktur!

Den Abschluß dieses Kapitels sollen noch einige Ratschläge für die Ernährung bilden, die man jedem Patienten mit auf den Weg geben kann.

Wichtig ist, daß wir wieder zur Eßkultur, die leider in großem Umfang verlorenging, zurückkehren.

Ratschläge für richtiges Essen

1. „Gut gekaut ist halb verdaut!“ Leider wird dies von den meisten Menschen heute nicht mehr beachtet. Man schlingt das Essen in wenigen Minuten hinunter und überläßt die Verdauungsarbeit den Magensäften, die damit natürlich nur schwer fertigwerden. Jeder Bissen sollte sorgfältig eingespeichelt werden. Der Mundspeichel ist für die geregelte Verdauung unerläßlich!

2. „Zeit ist Geld“ darf beim Essen nicht gelten. Das Essen soll in Behaglichkeit und Muße stattfinden.

3. „Die Augen essen mit“, deshalb sollen alle Speisen appetitlich angerichtet sein. Die kärglichste Diät kann auf diese Weise zum Festmahl werden. Jeden Bissen soll man ausschmeckend genießen und mindestens 30- bis 40mal kauen!

4. „Fernsehen bildet“ Magengeschwüre, wenn man sich während des Essens davon ablenken läßt. Beim Essen gehört die ganze Aufmerksamkeit den Speisen. (Zeitung, Diskussionen und Fernsehen sind während des Essens Gift!)

5. Der Zahn der Zeit nagt auch am menschlichen Gebiß! Ein gutes, kaufähiges Gebiß ist aber Voraussetzung zur Erfüllung obiger Merksätze. Ein gut passendes, künstliches Gebiß ist schlechten eigenen Zähnen überlegen!

Sucht-Therapie bei Drogenmißbrauch

Drogenmißbrauch

Drogenabhängigkeit und schwere Trunksucht (Primär-Alkoholismus) gehören nicht in die ambulante Praxis. Von der ganzen Anlage und Erscheinungsform dieser Erkrankungen her ist das nicht möglich.

In das Gebiet der Abhängigkeiten fällt allerdings auch der heute oft anzutreffende Medikamentenmißbrauch. Besonders gravierend betrifft dies die Psychopharmaka und die Schmerzmittel.

Man kann sich des Eindrucks nicht erwehren, daß diese Medikamentgruppen viel zu leichtfertig verordnet werden und oft nur dazu dienen, den Durchlaufrhythmus in der Praxis zu verkürzen.

Kopfschmerzen unterschiedlicher Genese werden durch die Dauerverordnung von Kopfschmerztabletten oft zum iatrogenen Problem.

Diesen Sucht-Patienten können wir helfen. Ich möchte allerdings dringend davor warnen, die Medikamente, die man als Suchtauslöser erkannt hat, ruckartig und sofort abzusetzen. Leider erlebt man das immer einmal wieder. Das Absetzen solcher Medikamente ist nur in Etappen möglich, wobei wir als Äquivalent Naturheilmittel nachschieben müssen.

Bei Drogenabhängigen in der Prodromal-Phase und Medikamentenabhängigkeit wurde in der Praxis des Verfassers nach der Punktkombination für die Raucher-Entwöhnung behandelt.

Besonders wichtig sind in diesen Fällen die Punkte 6, 7, 14 und 16.

Auch für die Dauernadel bieten sich die Punkte 14 und 16 an.

Wichtig ist besonders bei Drogenabhängigen, wie bereits im 1. Teil dieses Buches erklärt, eine von großer Geduld getragene Psycho-Therapie. Wer, aus welchen Gründen auch immer, den Zeitaufwand hierfür nicht aufbringen kann, sollte sich ehrlicherweise mit derartigen Behandlungen nicht befassen. Das kann immer nur zu Enttäuschungen auf beiden Seiten führen.

Als Begleit-Therapie zur Nadelung haben wir in den wenigen Fällen, die in unserer Praxis bisher vorgekommen sind, folgende Mischung intramuskulär injiziert:

Hyperforat 1 ml
Chelidonium Homacord Heel 2 ml
Crataegutt 2 ml
Tebonin 2 ml

Man kann Hyperforat durch Zincum val. plus-Hevert ersetzen!

Diese Injektion sollte im Anfang täglich, später jeden 2. Tag gegeben werden.

Aber bitte: langsam injizieren und auf den Kreislauf achten!

Akupunkturbehandlung 2mal wöchentlich.

Als Verschreibung haben sich die SEDARISTON-KAPSELN (STEINER) gut bewährt.

Sehr empfehlenswert sind auch die Zincum-valerianicum-Tropfen (Hevert).

Tafel 14: Zusatzpunkte zur Behandlung von Suchtkrankheiten nach chinesischen Quellen und eigenen Erfahrungen

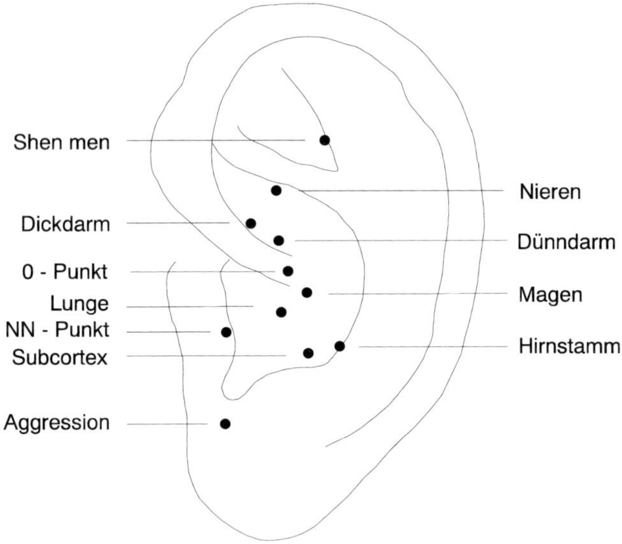

Punktbezeichnung	Wirkung
Shen men:	beruhigt die Nerven, führt zu einem ausgeglichenen Gemütszustand und zu Schmerzfreiheit
Nebennierendrüse:	stärkt den Abwehrmechanismus des Körpers
Subcortex	reguliert die Hirnrindenfunktion im Sinne von Erregung und Unterdrückung
Hirnstamm	entwickelt einen klaren Kopf und verhindert Krampfzustände
Lunge:	Gesunderhaltung von Haut und Haar, verbessert die Atmung, behebt Entzugserscheinungen wie Zittern, Zusammenziehen der Haarfollikel, Gähnen, Nässen, Schwitzen etc.
Magen:	wirkungsvoll auf das Verdauungssystem, Übelkeit und Erbrechen
Dünn- und Dickdarm:	hilft bei Leibschmerzen, Magen- und Darmverstimmung, Verdauungsstörungen, Diarrhöe und Verstopfung

Allgemeine Hinweise für die Behandlung

Wie bereits im ersten Teil dieses Buches erwähnt, müssen Sucht-Therapeuten zunächst einmal gute Psycho-Therapeuten sein, wobei ich den Begriff „Psycho-Therapie“ nicht unbedingt im Sinne Sigmund Freuds verstanden wissen möchte. Jedes Wort, das wir an den Patienten richten, muß gut überlegt und „treffsicher“ sein.

Die Anamnese soll mit **viel Geduld** und sehr ausführlich erhoben werden, denn es hängt sehr viel davon ab, wie gut Sie über Ihren Patienten Bescheid wissen. Oft sind es gerade die „Nebensächlichkeiten“, die auf die richtige Spur führen.

Die Augendiagnose sollten Behandler, die sich damit befassen, auf alle Fälle ebenfalls sehr gründlich durchführen. Speziell Raucher behaupten ja meist, daß ihnen eigentlich überhaupt nichts fehle. Es ist dann jedesmal sehr beeindruckend, auch für den Patienten, wenn aufgrund der Augenbetrachtung doch so verschiedene „Defekte“ aufgedeckt und auch zugegeben werden.

Während der Nadelbehandlung sollte der Patient unbedingt liegen. Speziell bei Rauchern und Alkoholikern, die ja oft erheblich kreislaufbelastet sind, können bei der Nadelung Komplikationen eintreten wie Schwindel oder Kollaps. Es ist dann immer mit Schwierigkeiten verbunden, den Patienten auf die Liege zu bringen, zumal wenn man möglicherweise allein praktiziert. Darauf kommen wir dann später noch zurück.

Wir beginnen die Behandlung, mit Ausnahme der Adipositas-Behandlung, immer mit den Körper-, sprich Kopfpunkten. Wenn Sie in der Akupunktur allgemein noch nicht sehr perfekt sind, dann suchen Sie die angegebenen Punkte mit einem Suchgerät, worüber wir später noch sprechen werden.

Nach den Körperpunkten gehen wir zur Ohrakupunktur über. Hierzu stellen wir unser Testgerät am Punkt 1 (O-Punkt NOGIER) auf die erforderliche Intensität ein.

Manche Autoren sehen das heute, besonders in der Schmerztherapie, anders. Sie stellen das Gerät zunächst auf die niedrigste Intensitätsstufe ein und suchen dann im „Schmerzareal" unter laufender Anhebung der Intensität so lange, bis der gesuchte Punkt sich meldet. Ich habe bei entsprechenden Kontrollen immer wieder feststellen können, daß der erste Schmerzpunkt genau die gleiche Intensität aufwies wie der Punkt 1 oder O-Punkt (NOGIER).

Da wir ja ohnehin keine Schmerztherapie betreiben, bleiben wir beim Punkt 1. Nachdem wir das Testgerät eingestellt und den Punkt 1 mit einer Nadel versehen haben, werden nun die einzelnen Punkte in der Reihenfolge der Numerierung für den jeweiligen Suchtfall aufgesucht, geortet und sofort genadelt. Einen Stift zum Anzeichnen der Punkte, wie dies oft beschrieben wird, verwende ich nicht, denn zumeist verliert sich durch entweder zu dickes Auftragen oder Verlaufen der Farbe die exakte Mitte des Punktes. Es ist aber bei der Ohrakupunktur, wie wir später noch sehen werden, eminent wichtig, daß wir den Punkt millimetergenau treffen.

Bei den Punkten 8 bis 14 kann es sehr oft vorkommen, daß wir nicht alle Punkte orten können. Ich habe mir inzwischen angewöhnt, immer zuerst die Punkte 8 und 14 zu stechen. Sehr oft findet dann zwischen diesen Punkten eine Überbrückung statt, und es meldet sich kein weiterer Punkt. Das ist für den Patienten selbstverständlich angenehmer. Auf keinen Fall dürfen Punkte mit Gewalt gesucht werden. Es werden immer nur die Punkte in die Behandlung einbezogen, die auf normalen Sondendruck auszumachen sind.

Daran können Sie bereits erkennen, wie leicht die Zahl der verwendeten Nadeln variieren kann. Es können 7, aber auch 14 oder 16 sein.

Dazu darf ich hier gleich die Bemerkung anfügen, daß es bei der Sucht-Therapie mit Ohrakupunktur ohne ein gutes Testgerät nicht geht. Bei der Körperakupunktur kann der geübte Akupunkteur sicher ohne ein Gerät auskommen. Bei der Ohrakupunktur – und hier ganz besonders bei der Sucht-Therapie – ist das nicht möglich. Da nützen auch die besten topographischen Abbildungen nichts.

Wenn man täglich eine Vielzahl von Ohren zu Gesicht bekommt, fällt einem sehr bald auf, daß es kaum zwei gleiche Ohren gibt. Bei vielen Menschen sind nicht einmal das rechte und das linke Ohr gleich. Es bedarf also am Ohr immer einer intuitiven Interpretation der bekannten Merkmale und bestehenden Topographien. Ich spreche hier allerdings immer nur von der Sucht-Therapie. Bei der reinen Schmerzbehandlung mittels Aurikulo-Therapie gelten wieder ganz andere Gesetze, die jedoch hier zur näheren Erläuterung nicht anstehen.

Auf alle Fälle sollten Sie auch meine Punktkombinationen nicht als fertige „Kochrezepte" verstehen. Sie sind ein guter, erprobter und wirksamer Leitfaden, zu dem sich im Laufe der Zeit eigene Erfahrungen gesellen werden.

Auch die Seitenwahl der Nadelung ist sehr wichtig. Sie weicht von den Gesetzen der Schmerzbehandlung ebenfalls ab. Bei der Suchterkrankung wird immer das „führende" Ohr genadelt! Es befindet sich auf der Thalamusseite. Das heißt also: Beim Rechtshänder links und beim Linkshänder rechts. Es ist nicht immer ganz einfach, das „führende" Ohr herauszufinden. Manche Patienten wurden in der Kindheit von der linken Hand auf die rechte Hand umgewöhnt, was man heute zum Glück ablehnt.

Wichtig ist, daß auch umgewöhnte Linkshänder für uns immer Linkshänder bleiben und am rechten Ohr behandelt werden müssen.

In Zweifelsfällen, in denen man die Lateralität durch keine der bekannten Maßnahmen wie Ball zuwerfen, nach der Schere greifen usw. feststellen kann, empfehle ich, die Hauptpunkte auf beiden Seiten zu nadeln. Nun noch ein Hinweis, der ganz besonders wichtig ist. Bitte machen Sie für sich oder Ihre Assistentin, die die Termine vergibt, einen Merkzettel für das Telefon!

Patienten, die zur Raucherentwöhnung kommen, dürfen **6 Stunden vorher nicht geraucht haben!**

Sie werden erstaunt sein, wie leicht dieser Hinweis bei der Anmeldung des Patienten übersehen wird. In meiner Praxis ist es einige Mal passiert. Das ist natürlich sehr peinlich, denn man muß den Patienten unverrichteter Dinge wieder nach Hause schicken.

Sollten Sie trotzdem eine Behandlung versuchen, so ist der Mißerfolg bereits einprogrammiert. Wenn wir Sucht und Verlangen therapieren wollen, so müssen diese auch vorhanden sein. Nur dann kann man auch die entsprechenden Punkte finden.

Sollten Sie also einmal bei einem Raucher überhaupt keinen der Suchtpunkte finden können, so ist mit Sicherheit anzunehmen, daß er kurz vor der Behandlung noch geraucht hat. In meiner Praxis wurden die Entwöhnungspatienten immer vormittags zwischen 9 und 11 Uhr bestellt. Hinsichtlich der 6stündigen Enthaltsamkeit ist dies der beste Zeitpunkt.

Das Testgerät

Über Punktsuch- und Testgeräte könnte man allein ein Buch schreiben.

Die im Handel befindlichen Geräte machen sich samt und sonders die Eigenschaft der Akupunkturpunkte zunutze, nämlich einen verminderten oder erhöhten Hautwiderstand.

Die Preise für solche Geräte schwanken zwischen DM 100,– und DM 1000,–, wenn wir von den größeren Geräten wie Theratest, Kindling Magnetoselect usw. absehen. Mit den Preisen kann natürlich auch die Qualität schwanken.

Bei der Körperakupunktur wird der geübte Akupunkteur möglicherweise auf ein Suchgerät verzichten können. Bei der Ohrakupunktur, und hier wieder besonders bei der Sucht-Therapie, geht das nicht.

Das Auffinden von Ohrpunkten nur auf Druck einer Sonde und auf Schmerzhaftigkeit ist zu sehr vom subjektiven Empfinden des Patienten abhängig und führt zu Ungenauigkeit, Fehlinterpretation und Enttäuschung. Jeder Mensch verfügt über eine andere Schmerzschwelle, und die Punkte müssen, wenn wir Erfolg haben wollen, millimetergenau getroffen werden.

Hierzu eignet sich nach meiner Erfahrung aber nur ein Gerät, das höchste Empfindlichkeit bei schonendster Behandlung des Patienten garantiert. Feststehende Stiftsonden sind oft unwahrscheinlich schmerzhaft. Es ist auch schon mehrmals von unliebsamen Verletzungen des Ohres durch zu spitze Stiftsonden berichtet worden.

Nach Angaben des Altmeisters und Schöpfers der Aurikulo-Therapie Dr. NOGIER wurde in Frankreich ein Testgerät, das PUNKTOSKOP (Punctoscope), entwickelt, das in meiner Praxis seit 1974 u. a. eingesetzt wird.

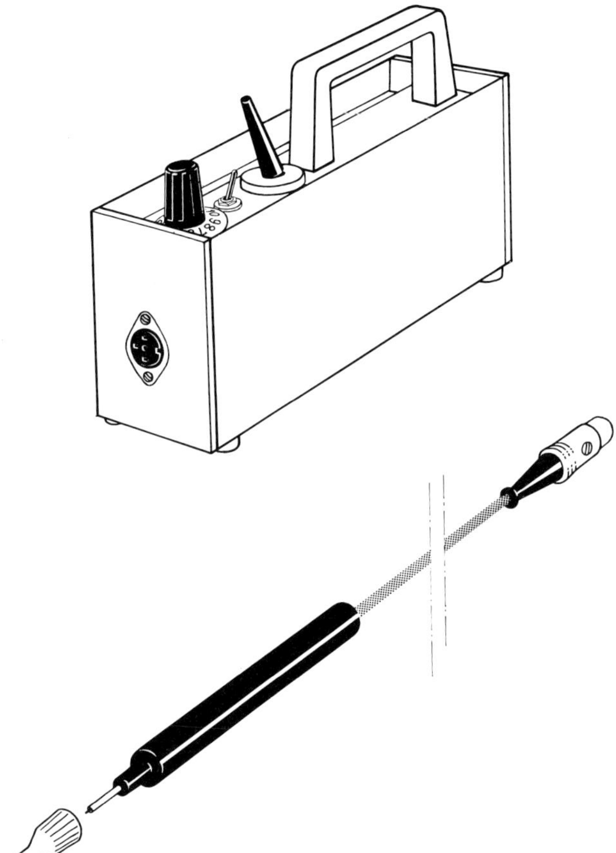

Punctoscope

Die Punktsuche mit dem PUNKTOSKOP wird mit sehr schwachem Strom (ca. 20 mA) durchgeführt, der selbst keine therapeutische Bedeutung hat.

Die Suchelektrode besteht beim PUNKTOSKOP aus zwei positiv gepolten Elektroden: einer stabförmigen und einer sie umgebenden zylinderförmigen Elektrode.

Beide sind – und das ist das Ausschlaggebende – unabhängig voneinander auf Federn angebracht. Durch eine Isolierbeschichtung kann kein Kurzschluß entstehen. Nur die Spitzen beider Suchelektroden sind leitend.

Die Doppelelektrode kann den Widerstand des Punktes im Verhältnis zu seiner unmittelbar umgebenden Hautfläche durch Differentialmessung bewerten. 4 bis 5 mA Differenz ergeben ein positives Meßergebnis, was im Gerät zur Auslösung eines akustischen Signals führt.

Das Gerät wird mittels eines Potentiometers (Einstellrad) am Punkt 1 (JEDICKE) oder O-Punkt (NOGIER) auf die geringste Intensität eingestellt.

Das PUNKTOSKOP besitzt einen kleinen Umschalthebel, der es ermöglicht, nicht nur die Punkte mit schwachem Widerstand zu orten, sondern auch Punkte mit erhöhtem Widerstand.

Dies ist jedoch wiederum nur für die Schmerzbehandlung von Wichtigkeit. Bei der Sucht-Therapie benutzen wir immer die Einstellung für schwachen Hautwiderstand. Der Hebel ist nach rechts auf den kleinen Punkt zu gekippt.

Bei der Verwendung des Gerätes ist darauf zu achten, daß die Suchelektrode senkrecht zur Haut steht. Dies gilt übrigens für alle Testgeräte. Es darf bei der Punktsuche nur geringer Druck ausgeübt werden. Bei der federnden Sonde hätte starkes Aufdrücken ohnehin keinen Sinn.

Es werden nur Punkte in die Nadelung einbezogen, die durch einen Dauerton im Gerät als stabil erkannt werden. Erst nach dem erwähnten Dauerton drückt man die Sonde kurz fest auf, wodurch eine exakte Markierung der Einstichstelle entsteht. Ich möchte nochmals darauf hinweisen, daß die Ohrpunkte nur etwa 0,2 mm groß sind und daher eine genaue Markierung Voraussetzung für das Gelingen unserer Behandlung ist.

Bringen Sie bei der Punktsuche Geduld auf. Ungeduld oder Nervosität überträgt sich auf den Patienten und läßt Zweifel am Erfolg der Behandlung aufkommen. Sollte sich ein Punkt nicht sofort melden, so nehmen Sie den Punkt, der diesem in der Numerierung folgt. Wenn Sie dann später diesen fraglichen Punkt noch einmal aufsuchen, meldet er sich zumeist spontan.

Noch einen Vorzug praktischer Art, den das PUNKTOSKOP besitzt, möchte ich erwähnen: Man kann nie vergessen, das Gerät auszuschalten, was ja leider gerne einmal vorkommt. Bei einem Batteriegerät, wie dem PUNKTOSKOP, wäre das besonders peinlich. Der Patient hält während der Punktsuche den Kontakthebel gedrückt. Sobald er diesen Hebel losläßt, ist das Gerät ausgeschaltet. Es kann also nicht vorkommen, daß man den Apparat mit leerer Batterie vorfindet.

Das PUNKTOSKOP wird von fast allen Händlern für medizinische Geräte geführt.

In neuerer Zeit macht ein Punktsuchgerät von sich reden, das nach dem gleichen Prinzip wie das Punktoskop arbeitet.

Es handelt sich um das POINTOSELECT.

Das Gerät, das von mir gründlich erprobt und mit Erfolg eingesetzt wurde, zeichnet sich durch hochempfindliche Sensibilität und Handlichkeit aus. Es ist kleiner als das Punktoskop und kann in einer praktischen Tasche aufbewahrt werden.

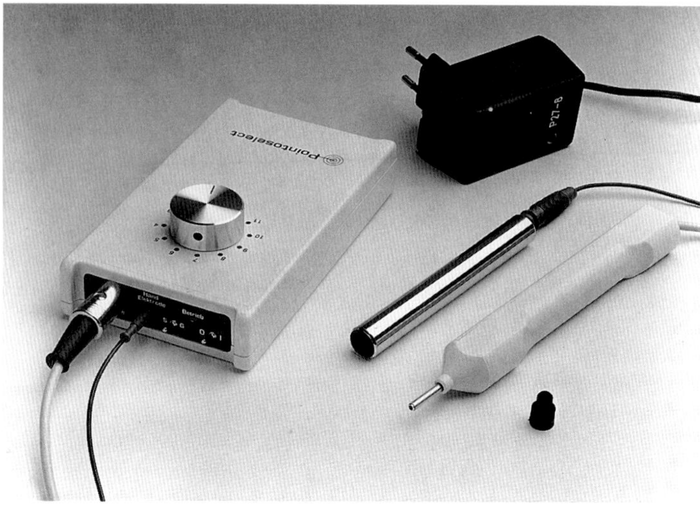

Die Doppelelektrode mit ihrem Innenfühler ist sehr weich gelagert und bietet daher eine absolute Garantie, daß nur indizierte Punkte geortet werden können.

Die Einstellung des Gerätes erfolgt an einem gut erreichbaren Einstellrad nach gleichem Modus wie beim Punktoskop beschrieben.

Das POINTOSELECT* bezieht seine Energie aus zwei 9-Volt-Batterien vom Typ 6 F 22. Durch das Aufleuchten einer Kontrollampe bei eingeschaltetem Gerät kann man das Ausschalten nach Gebrauch nicht übersehen.

Ein erwähnenswerter Vorteil: Das Gerät ist sehr preiswert!
Man kann es selbstverständlich auch für die Körperakupunktur verwenden.

---

* Lieferant des POINTOSELECT ist die Firma Schwab-Medico, Gehrnstr. 5, 6332 Ehringshausen-Daubhausen.

Die Nadeln

Der Streit über die Metalle der Nadeln soll hier nicht fortgesetzt werden. Ich glaube, daß jeder Behandler seine eigenen Erfahrungen machen muß und dann das Metall wählt, das ihm den größten Erfolg bringt.

Grundsätzlich halte ich es für falsch, dogmatisch zu behaupten, daß nur Gold, Silber oder Stahl das Richtige sei. NOGIER mischt bei seinen Behandlungen sogar Gold, Silber und Stahl. Auch bei KRACK finden wir diese Methode.

Ich verwende seit 1974 ausschließlich Stahlnadeln und konnte damit beste Erfolge erzielen. Aus Gesprächen mit chinesischen Akupunkteuren war auch immer wieder herauszuhören, daß dort in der Hauptsache Stahlnadeln Verwendung finden. Mir persönlich sind die Stahlnadeln schon deswegen sympathischer, weil man sie einwandfrei sterilisieren kann. Gold- und Silbernadeln werden bei dieser Prozedur unansehnlich. Zwar sollen die Edelmetallnadeln wegen ihrer natürlichen oligodynamischen Wirkung auch ohne keimtötende Maßnahmen zu verwenden sein, jedoch möchte ich mich darauf nicht verlassen.

Merke: Stahlnadeln müssen sterilisiert werden. Mindestens 45 Minuten im Heißluftsterilisator bei 180 Grad. Zuvor legt man die gebrauchten Nadeln 10 bis 15 Minuten in ein Glasgefäß mit Bohricin*. Bohricin wird von den Zahnärzten zum Reinigen und Desinfizieren der Bohrer verwendet. Durch Bohricin werden auch angeschwärzte Gold- und Silbernadeln wieder hell und ansehnlich. Anschließend gibt man die Nadeln noch 10 Minuten in eine Alkohollösung, und dann sind sie fertig für den Sterilisator.

* Lieferant für Bohricin ist die Firma Favodent, Karlsruhe, oder jede Dental-Großhandlung.

Nun zu den Nadeln selbst. Sehr vorteilhaft für die Ohrakupunktur sind die sog. China-Nadeln mit Spiralgriff zu verwenden.

Für die Punkte 8 bis 14, also auf dem Helixrand, nimmt man die Größe 0,5″. Für alle übrigen Punkte hat sich bei mir die Größe 1″ bewährt.

Die heute weitverbreitete Infektionshysterie muß uns jedoch grundsätzlich zum Umdenken veranlassen. Es gibt kaum noch einen Patienten, der nicht voller Mißtrauen auf die wiederverwendbare Nadel schaut; was ich persönlich sehr bedauere, aber die Angst vor Hepatitis und vor allen Dingen AIDS ist riesengroß, und wir müssen dem Rechnung tragen.

Ich rate daher sehr dringend, nur noch Einmalnadeln zu verwenden. Damit erledigt sich dann auch das Thema Gold oder Silber. Selbstverständlich ist dies auch eine Preisfrage, aber es ist meiner Meinung nach immer noch vernünftiger, einen etwas höheren Preis für die Nadel zu akzeptieren, als einen Patienten zu verlieren. Die Einmalnadel hat natürlich auch ganz entscheidende Vorteile. Man kann immer ruhig schlafen, denn es gibt keine Infektionsgefahr mehr, kann auch bei Hausbesuchen akupunktieren, wozu man bisher immer einen sterilen, möglichst mit Alkohol gefüllten Nadelbehälter mitschleppen mußte, und man hat vor allen Dingen immer garantiert spitze, neue Nadeln. Patienten mögen das.

Die Einmal-Akupunkturnadel muß verschiedene Voraussetzungen erfüllen. Sie soll aus hochpoliertem Spezialstahl hergestellt, federnd, aber trotzdem stabil sein. Das gilt ganz besonders für die Aurikulo-Akupunktur, da man hier mit den sog. „Setzröhrchen“ gar nichts anfangen kann. Dann muß die Nadel leicht greifbar sein, was besonders bei Behandlern, die ohne Assistenz arbeiten, wichtig ist.

Wie ich schon erwähnte, muß bei der Ohrakupunktur 100%ig punktgenau gearbeitet werden. Schon eine Kopfwendung und das Entnehmen der Nadel aus der sterilen Verpackung benötigt so viel Zeit, daß der Markierungspunkt verlaufen kann und ungenau wird. Außerdem konnte man immer wieder erleben, daß dabei eine Nadel auf dem Fußboden landete.

In der 2. Auflage meines Buches hatte ich die Dispo-Einmalnadeln der Firma Schwa-Medico beschrieben und den dazugehörigen Dispolift, aus dem man die Nadel problemlos entnehmen konnte. Diese Nadeln und auch der Dispolift werden nicht mehr hergestellt.

Dafür liefert die Firma Schwa-Medico jetzt die Singer-Dispo-Nadeln, die ich seit vielen Jahren kenne und schätze. Diese Nadeln sind immer zu 6 Stück in einem Nadelträger verpackt. Alle Längen und Dicken sind farblich codiert und in der Klarsichtverpackung leicht und schnell zu identifizieren. Die Nadeln sind sehr spitz geschliffen, was für den Patienten besonders angenehm ist, zumal bei der Ohrakupunktur. Die Griffe liegen gut in der Hand, und damit lassen sich die Nadeln auch leicht stimulieren.

Die Nadelträger lassen sich bequem öffnen. Die Deckfolie kann man nach unten knicken und somit den Nadelträger aufstellen. Die Nadelgriffe schauen jetzt sichtbar aus dem Träger heraus.

Der Nachteil bleibt aber, daß man zumeist mit beiden Händen zugreifen muß, um die Nadel zu entnehmen.

Wenn Sie von früher her noch einen Nadelbehälter besitzen sollten, würde ich empfehlen, diesen wieder zu benutzen, indem man die benötigten Nadeln in dem sterilen Behälter aufstellt, um sie dann problemlos entnehmen zu können.

Ich habe mir als Ersatz für den Dispo-Lift ein Gerät gebastelt, das sich hervorragend bewährt. Man benötigt dazu ein Tablettenröhrchen von 10 Stck. Brausetabletten (Calcium, etc.) und ein kleines Brettchen, ca. 7×7 cm und 1 cm stark. Mit einem Kontaktkleber (Uhu, Pattex usw.) klebt man das Röhrchen auf die Mitte des Brettes. Mit Kodan-Spray oder 90%igem Alkohol wird das Röhrchen gründlich gesäubert. Vor jeder Behandlung gibt man einen sterilen, mit Alkohol getränkten Wattebausch in die Öffnung. Der Wattebausch muß die Öffnung gut ausfüllen und sehr stramm sitzen. Hier hinein steckt man dann die benötigten Nadeln, und die Entnahme ist ohne Assistenz einfach und problemlos möglich, ohne daß man den Blick vom Ohr wenden müßte. Erfahrungsgemäß ist auch die Sterilität gewährleistet.

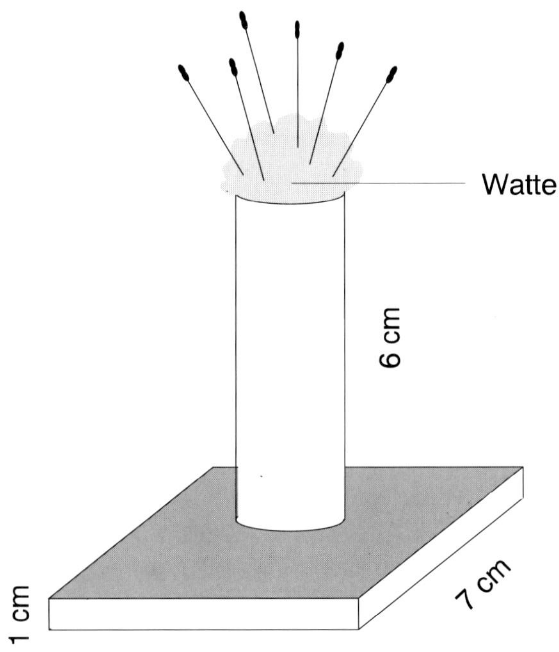

Für die Ohrakupunktur empfehle ich folgende Nadelstärken und -längen:

Am Helixrand (Pkt. 8–14) Singer Dispo 4 kurz, Farbe hellgrün.
Für die übrigen Ohrpunkte Singer Dispo 2, Farbe gelb.
In der Tiefe der Concha Singer Dispo 2 lang, Farbe orange.
Für die Kopfpunkte der Sucht-Therapie Singer Dispo 3 rot.

Lieferant: Schwa-Medico, Gehrnstr. 5, 6332 Ehringshausen-Daubhausen.

Die Dauernadeln

Sie werden bereits festgestellt haben, daß in keinem meiner Suchtprogramme eine Dauernadel vorgesehen ist.

Das hat seinen besonderen Grund. In den Jahren 1974 und 1975 wurden mir mehrmals Patienten vorgestellt, die durch Dauernadeln erhebliche Schäden davongetragen hatten. In einem Fall wurde sogar eine chirurgische Maßnahme nötig.

Nun war allerdings damals die Technik der Dauernadel noch nicht so ausgereift wie heute. Die Nadeln waren viel klobiger, unhandlicher, und es handelte sich auch nicht um Einmalnadeln.

Ich hatte mir also vorgenommen, in mein Programm keine Dauernadel zu integrieren, was ja auch glänzend gelang.

Inzwischen haben sich die Verhältnisse aber grundlegend geändert, und ich sehe heute die Dauernadel etwas anders.

Bei Verwendung derselben bleibt jedoch auch in Zukunft meine Forderung nach Beachtung aller steriler Kautelen bestehen. Es genügt nicht, das Ohr kurz mit einem Alkoholtupfer abzuwischen. Eine gründliche Hautdesinfektion mit Kodan oder ähnlichen Desinfektionsmitteln ist dringend geboten.

Als Dauernadeln empfehle ich die **ASP-Nadeln der Firma Schwab-Medico.**

Heute verwendet man grundsätzlich Einmaldauernadeln, und auch für die Applikation gibt es schon Hilfsmittel, sog. Setzgeräte, die ein steriles Arbeiten ermöglichen.

Für das Setzen von Dauernadeln eignen sich besonders die Punkte 3, 8, 14 und 16 sowie der Punkt „Hirnstamm“ und evtl. Noch der NN-Punkt **(siehe Tafel 15)**.

Der Punkt 14, der auch „Punkt der Begierde“ genannt wird, sollte in jede Kombination mit Dauernadeln einbezogen werden.

Tafel 15: Ohrpunkte Dauernadeln

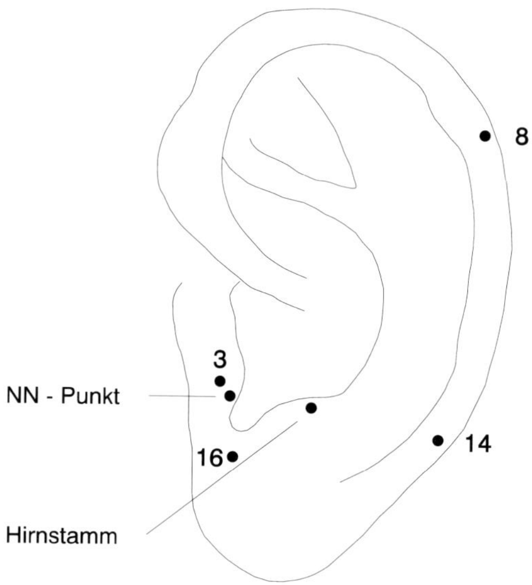

Wirksame Ohrpunkte für die Verwendung von Dauernadeln

Meine Empfehlung:
Trunksucht: Pkt. Nr. 14, Hirnstamm und 16
Adipositas: Pkt. Nr. 14, 3 und 16
Nikotinabusus: Pkt. Nr. 14, 8 und 16

Je nach Schwere des Falles kann die Zahl der Nadeln variieren. Tägliche Stimulation ist geboten.

Man sollte auch die Träger der Dauernadeln auf die Gefahren hinweisen, die bei unsteriler Handhabung seitens des Patienten bestehen. Vor jeder Stimulation ist gründliches Händewaschen obligatorisch.

Wenn alle diese Voraussetzungen erfüllt sind, ist heute gegen die Verwendung von Dauernadeln sicher nichts mehr einzuwenden.

Für meine Akupunkturkombinationen sind sie aber nach wie vor nicht erforderlich.

Dauer der Nadelung

Dauer der Nadelung und was Sie dabei beachten müssen:

Die Verweildauer der Nadeln sollte bei der Suchtbehandlung nicht unter 15 Minuten liegen. Bei besonders nervösen Patienten und in speziellen Fällen wird man auch eine längere Zeitspanne benötigen.

Ich habe mir angewöhnt, nach Setzen der Nadel in den Punkt 16 eine Zeituhr auf 15 Minuten einzustellen. Wenn die Zeit abgelaufen ist, werden die Nadeln in der Reihenfolge des Einlegens wieder entfernt. Das Herausnehmen der Nadeln muß aber mit sehr viel Gefühl und äußerst behutsam erfolgen. Auf keinen Fall, und das gilt auch in der Schmerztherapie, sollten Nadeln, die noch festsitzen, mit Gewalt herausgerissen werden. Durch das Herausreißen von noch festsitzenden Nadeln entsteht ein Vacuum im Energiekreislauf, was zu völlig gegensätzlichen Reaktionen führen kann.

Nadeln, die noch sehr festhalten, werden nochmals kurz manipuliert und dann läßt man den Patienten weiter ruhen. Es ist mir selbst schon passiert, daß wir Patienten über eine halbe Stunde liegenlassen mußten, bis die Nadeln leicht zu entfernen waren.

Nachschmerzende Nadeln müssen wieder entfernt oder im Sitz etwas verändert werden. Es ist daher ratsam, sich bei der Nadelung im Ohr Zeit zu lassen. Wenn man nämlich schnell voranschreitet und dann zum Schluß irgend eine Nadel nachschmerzt, so ist der Patient kaum in der Lage, die schmerzende Nadel zu bestimmen. Man ist dann peinlicherweise gezwungen, sämtliche Nadeln wieder zu entfernen. Warten Sie also nach jeder Nadel einen kurzen Augenblick und fragen Sie, ob sie nachschmerzt. Der Patient merkt das meist sofort.

Nimmt man nachschmerzende Nadeln nicht heraus, kann man den ganzen Erfolg der Nadelung in Frage stellen. Selbstverständlich müssen falsch eingelegte Nadeln nachgesetzt werden, was manchmal nicht ganz einfach ist, weil ausgerechnet fast immer die schmerzenden und falsch eingelegten Nadeln zu Blutungen führen. Auf keinen Fall gehen wir mit der Testsonde in eine Blutung hinein. Möglicherweise müssen wir diesen Punkt dann sogar aus der Behandlung auslassen.

Beim Herausnehmen der Nadeln kann es ebenfalls zu geringfügigen Nachblutungen kommen. Das ist kein Grund zu überschnellen Reaktionen. Eine kleine Nachblutung ist oft sehr hilfreich. Mir passierte einmal, daß ein Patient durch eine starke Nachblutung im Ohr von jahrelangen Kopfschmerzen wie durch ein Wunder befreit wurde. Für Nachblutungen halten wir einen Tupfer in der Hand. Bei mir haben sich sterile Q-Tips dafür besonders bewährt. Vergessen Sie auch nicht, die Sonde Ihres Testgerätes nach jeder Behandlung gründlich zu reinigen!

Zwischenfälle bei der Sucht-Therapie

Bei der Sucht-Therapie mit Akupunktur kann es – wie bei jeder Nadel- oder Injektionsbehandlung – zu unerwünschten Zwischenfällen kommen. Ich selbst habe solche, von leichten Schwindelanfällen bis hin zum Kreislaufkollaps, einige Male erlebt.

Manche Patienten leiden unter einem Nadel- oder Spritzentrauma, das oft von einer rücksichtslosen Spritzenbehandlung in der Kindheit herrührt. Wenn es durch gütiges Zureden und Geduld nicht gelingt, dem Patienten die Nadelphobie zu nehmen, sollte man eigentlich von einer Akupunktur-Behandlung absehen, denn der Zwischenfall ist dann vorprogrammiert. Ich erinnere mich an eine kuriose Begebenheit, die sich 1975 in meiner Praxis zugetragen hat.

Der Patient, ein 50jähriger Generalagent einer Versicherung, sehr starker Raucher, Managertyp, machte mich bereits vor der Behandlung telefonisch darauf aufmerksam, daß er „allergisch gegen weiße Kittel und alles, was spitz ist“ sei. Daraufhin machte ich ihm den Vorschlag, von einer Nadelbehandlung abzusehen und es eventuell medikamentös zu versuchen. Er meinte aber, daß er es schon mehrfach mit den verschiedensten Medikamenten vergeblich versucht hätte.

Bei der Behandlung, die einige Tage später erfolgte, beschränkte ich mich zunächst nur auf die Ohrpunkte, um ihm nicht mit den Nadeln vor den Augen herumzufummeln. Es wurden auch nur die allerwichtigsten Nadeln gesetzt. Bei der 7. Nadel, die ich in den Punkt 14 einlegte, wurde der Patient blaß und klagte über Unwohlsein. Es trat ihm auch feiner, kalter Schweiß auf die Stirn, und der Atem wurde kürzer.

Ich sagte laut, aber völlig ruhig zu meiner Praxishilfe, so daß der Patient es gut verstehen konnte „Bitte einen Tupfer, alle Nadeln sofort herausnehmen.“ Daraufhin betupfte ich alle Nadeln mit dem Alkoholtupfer, ließ sie aber liegen.

Ich verwickelte dann den Patienten in ein Gespräch, öffnete das Fenster, gab ihm Kreislauftröpfchen und legte ihm meine Hand beruhigend auf die Stirn. Nach kurzer Zeit beruhigte sich der Patient völlig, die Farbe kehrte ins Gesicht zurück, er atmete gleichmäßig und tief durch. Selbstverständlich blieb ich dann bei dem Patienten stehen und unterhielt mich mit ihm. Nach einiger Zeit sagte ich dann: „So, nun wollen wir mal die Nadeln wieder rausnehmen."

Der Patient hatte überhaupt nicht gemerkt, daß die Nadeln liegengeblieben waren und wir ihn derart überlistet hatten. Die Entwöhnung vom Rauchen war mit dieser einzigen Behandlung völlig gelungen. Der Patient hat bis heute nie wieder geraucht.

Nun einige Hinweise zu den Zwischenfällen:
Grundsätzlich sollte der Patient während der Nadelbehandlung liegen. Bei leichten Schwindelanfällen zunächst keine weiteren Nadeln setzen. Abwarten. Legen Sie Ihre Hand beruhigend auf die Stirn des Patienten. Dazu sei kurz erwähnt, daß die Hand des Behandlers selbstverständlich auch Ruhe ausstrahlen muß. Sie soll trocken und warm sein und allerhöchstens nach einem milden Desinfektionsmittel, nicht aber stark parfümiert oder gar nach kaltem Zigarettenrauch riechen. Ein Praktiker, der an kalten und feuchten Händen zu leiden hat, sollte niemals einem Patienten die Hand auf die Stirn legen.

Falls der Schwindel nicht nachläßt, tropfen Sie auf einen Q-Tip 1–2 Tropfen Pfefferminzöl und 1 Tropfen Camphora D 1. Damit gehen Sie in den vorderen Nasenraum ein und manipulieren den Q-Tip in leichten Drehbewegungen. Dabei läßt man bei geöffnetem Fenster tief durchatmen. In den meisten Fällen ist der Patient dann wieder fit und kann weiterbehandelt werden.

Bei nahendem Kreislaufkollaps, wofür man ja inzwischen einen Blick entwickelt hat, sollte man unter keinen Umständen ein Risiko eingehen und deshalb sämtliche Nadeln sofort entfernen. Danach Füße hochlagern, Fenster öffnen und Nasenbehandlung wie unter Schwindel beschrieben*. Sollte es zu einer Bewußtlosigkeit kommen, drücken Sie Ihre Zeigefingerspitze fest und schmerzhaft zwischen Oberlippe und Nase des Patienten in die Tiefe. Außerdem stechen Sie zwei Nadeln am Herzpunkt 9 (Dorsalseite des Endgliedes des Kleinfingers Innenseite daumenwärts, vom äußeren Nagelwinkel aus 2 mm proximal und lateral). Der Patient ist nach dieser Behandlung sehr oft sofort wieder ansprechbar. Bleiben Sie in der Nähe des Patienten, bis er sich wieder ganz erholt hat. Eine Behandlung am gleichen Tag ist nicht angezeigt, jedoch sollte man es einige Tage später wieder versuchen. Mir ist nicht ein einziges Mal eine Wiederholung eines solchen Zwischenfalles passiert.

Das hört sich zwar alles recht dramatisch an, aber ich möchte doch auch sagen, daß ich in den Jahren meiner Praxis wohl einige Zwischenfälle erlebt habe, aber noch nie zu einer echten Notfall-Maßnahme (Injektionen, Sauerstoff, Ambubeutel usw.) greifen mußte. Man sollte zuallererst die Ruhe bewahren. Ein beruhigendes Wort hilft oft mehr als eine Kreislaufspritze. Der souveräne Behandler meistert solche Situationen gelassen und ohne Hektik. Das heißt aber nun wirklich nicht, daß wir uns immer nur auf unser Glück verlassen dürften. Eine gründliche Notfallausbildung ist für jeden Behandler eine unabdingbare Notwendigkeit!

---

* Anstatt Pfefferminzöl und Camphora D1 kann man auch in hervorragender Weise das NASEN-REFLEX-ÖL WECOTON für die Manipulation im vorderen Nasenraum benutzen. Es wirkt außerordentlich erfrischend und belebend. Bitte verwenden die das NASEN-REFLEX-ÖL mild!

Ohrdesinfektion

Das Ohr und sämtliche Einstichstellen müssen vor der Behandlung gründlich gereinigt und desinfiziert werden.

Dazu verwenden wir Isopropylalkohol, Merfen-Tinktur oder Kodan (farblos). Im Ohr muß dies mit besonderer Gründlichkeit durchgeführt werden, weil durch Hautfett und Haarspray das Testgerät oft nicht anspricht und unnötig auf höhere Werte eingestellt wird. Selbstverständlich muß auch die Sonde des Testgerätes vor der Behandlung mit Alkohol gründlich gereinigt und während der Behandlung ab und zu nachgereinigt werden.

Sollte trotz aller Vorsichtsmaßnahmen gelegentlich eine Infektion vorkommen (ich selbst habe eine solche noch nicht erlebt), so kann man sie mit NEBACETIN-Puder und dem Punkt 55 (shen men) wirkungsvoll angehen, wie es FLECK in seinem Buch „Energetisch-dynamische China-Akupunktur" beschreibt.

Bei Beachtung aller sterilen Kautelen lassen sich Zwischenfälle aber mit Sicherheit vermeiden.

Das Honorar

Auch dieses Thema sollte in einem Lehrbuch, das ausschließlich der Praxis dient, nicht unerwähnt bleiben. Ich glaube sogar, daß bei der Sucht-Therapie der dafür zu entrichtende Preis in das psychologische Wirkungsspektrum mit einbezogen werden muß. Sicher trifft dies nicht bei allen Patienten zu, aber bei einem nicht kleinen Teil können wir meines Erachtens damit rechnen. Die Raucher-Entwöhnungsbehandlung wird von keiner Seite vergütet, da sie nicht als Krankheitsbehandlung gilt. Wir sind also in der Gestaltung des Honorars an kein Gebührenverzeichnis gebunden. Dies bedarf immer der freien Vereinbarung zwischen dem Patienten und dem Behandler.

Selbstverständlich kann und will ich Ihnen die Höhe Ihres Honorars nicht vorschreiben. Ich meine aber, und meine Erfahrung belegt dies, daß eine Entwöhnung zu „billigem Preis“ leichter zum Rückfall verführt (was machen die paar Mark schon aus).

Ein Raucher zum Beispiel, der für die Entwöhnung ein Honorar zu zahlen hat, das ihm ein kleines Loch in sein Budget reißt, wird eher bereit sein, die ersten Tage, auf die es ja entscheidend ankommt, durchzuhalten.

Man muß ja nicht gleich ein Star-Honorar verlangen, wie man dies gelegentlich in der Boulevard-Presse liest, aber der Patient sollte schon ein Opfer bringen müssen.

Falls eine Nachbehandlung nötig werden sollte, so rechnen wir diese selbstverständlich nach dem jeweiligen Gebührenverzeichnis oder der Gebührenordnung ab, soweit adäquate Ziffern dies ermöglichen.

Ganz anders verhält es sich bei dem Alkoholabusus und der Adipositas. Diese Krankheiten müssen lange behandelt werden, und es besteht zumeist ja auch eine Möglichkeit, mit den Kassen einen Vergütungsmodus zu finden.

In meiner Praxis habe ich damit nur positive Erfahrungen gemacht.

Ausklang

Gewiß wird man nach Durcharbeitung dieses Lehrbuches noch nicht den Anspruch erheben können, ein perfekter Sucht-Therapeut zu sein. (Wer ist überhaupt perfekt?)

Praxis und Erfahrung werden dazukommen müssen. Schließlich lernt man ja auch das Schwimmen nicht auf dem Sofa.

Es sollte Ihnen aber Mut gemacht werden, mit dieser Therapie zu beginnen. Suchtbehandlungen sind so vielschichtig und interessant, daß man aus dem Lernen kaum herauskommt.

Benjamin Britten sagte:
Lernen ist wie Rudern gegen den Strom: sobald man aufhört, treibt man zurück.

Für Ihre Arbeit am suchtkranken Patienten wünsche ich Ihnen viel Erfolg.

Fangen Sie an!

Literaturverzeichnis

BACHMANN, G. Dr. med.	Die Akupunktur – eine Ordnungstherapie, Haug-Verlag 1959

Bad Nauheimer Schriftenreihe z. Gesundheitsbildung Heft 2

BISCHKO, J. Dr. med.	Sonderformen der Akupunktur, Haug-Verlag 1981
BROY, Joachim	Die Konstitution, 2. Aufl., Klaus Foitzick Verlag, München 1992
BUCHEGGER, G. Dr. med.	Persönliche Mitteilung 1976
BUCHINGER, O. Dr. med.	Das Heilfasten, Hippokrates Verlag, Stuttgart 1982
DOSCH, P. Dr. med.	Lehrbuch der Neuraltherapie nach Huneke, Haug-Verlag 1973
FESER/KOHLER/REHM	Zigarettenrauchen, Dokumentation Süddeutsche Verlagsges. Ulm
FLECK	Praxis der chin. Ohrakupunktur, Münks-Verlag
HOFF, F. Prof.	Behandlung innerer Krankheiten, Georg-Thieme-Verlag, Stuttgart 1954
JAROSZYK, Günter	Ophthalmotrope Phänomenologie, Verlag E. Jaroszyk, Solms

JEDICKE, G.	Akupunktur, Neuraltherapie und andere Naturheilverfahren, Selbstverlag 1974 (vergriffen)
JEDICKE, G.	Die sanfte nasale Reflex-Therapie, Klaus Foitzick Verlag
KARL, J.	Das lymphatische System und seine naturheilkundliche Therapie, insbesondere die Darstellung der „Rödler-Methode", Pflaum-Verlag, München
KÖNIG, G. / WANCURA, I.	Dres. Einführung in die chin. Ohrakupunktur, Haug-Verlag
KROPEJ, H. Dr. med.	Systematik der Ohrakupunktur, Haug-Verlag 1977
MARSCHALL/HESS, Prof.	Der Thrombozyt – Schlüsselfigur in der Entstehung obliterierender Angiopathien, Colloquium Medicum, Okt. 1975
NOGIER, P. F. M. Dr. med.	Lehrbuch der Auriculotherapie Maisonneuve, Verlag Saint-Ruffine 1969
RAUCH, E. Dr. med.	Die Darmreinigung nach Dr. F. X. Mayr, Haug-Verlag 1969
RECKEWEG, H. H. Dr. med.	Homotoxikologie Aurelia-Verlag
SEIDL, N.	Rauche mit Verstand ... nicht, NATURHEILPRAXIS 9/73
SCHRECKE, B. D./ WERTSCH, G. J.	Lehrbuch der modernen und klassischen Akupunktur, WBV-Verlag, Schorndorf 1976